U0016353

光瑜伽

生命智慧光療法

廖世璋──著

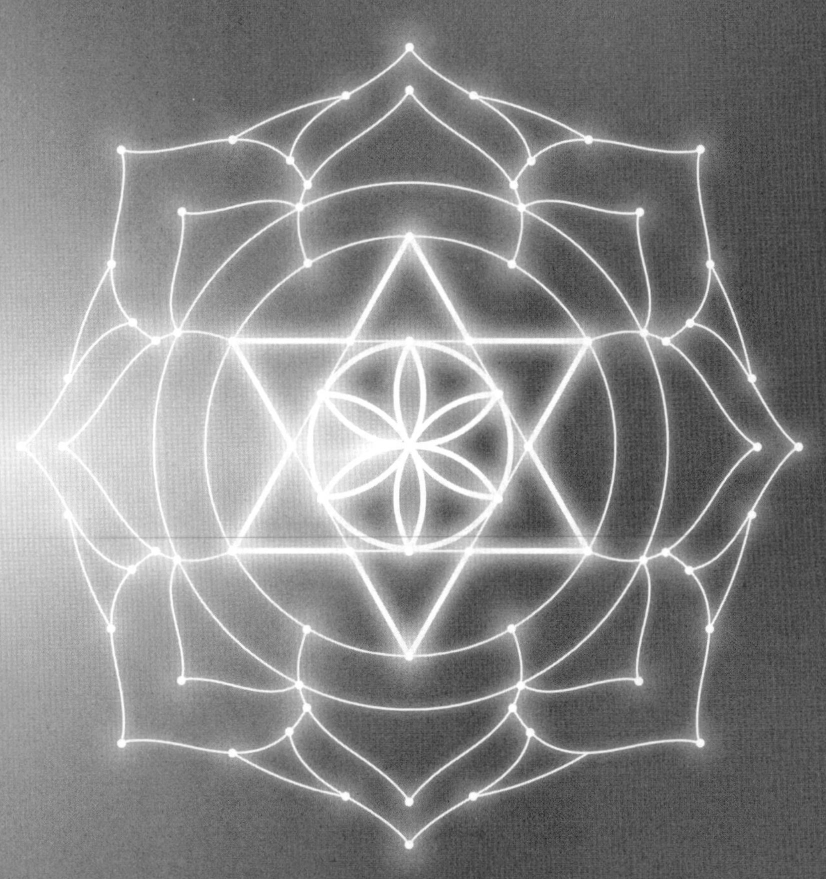

推薦序

讓這道銅牆鐵壁消失於無形

國立台灣大學校長 李嗣涔

接到台灣師範大學廖世璋副教授的新書《光瑜伽》，不禁使我想起二十五年前的往事。

一九八八年，我在當時國科會陳履安主委的帶領下，從對中國傳統醫學、身體觀完全不懂的門外漢，一頭闖進了氣功的研究，在很短的時間內練出了「氣集丹田」「打通任督二脈」的現象，讓我震驚莫名，體會到原來流傳了幾千年的傳統並沒有騙人。

有了這樣的信心後，讓我敢於跨入看來違反現代科學認知的特異功能研究，從研究手指識字、念力到許多不可思議、難以置信的現象，最後藉由手指識字辨識一些特殊「神聖字彙」所產生的異象，讓我們理解到除了物質的世界外，還有一個意識的世界存在，我稱之爲「信息場」。在這段研究過程中，我有幸接觸到成十上百具有特殊感應的人們，他們遍布在社會各角落、各個行業，與我分享他們的經驗。其中包括著名大企業董事長、政府官員、教授、醫生、藝文人士、一般民眾等等，他們平常不敢隨便向他人提起個人的經驗，怕被貼上精神不正常的標籤，對前途有妨礙。但是他們認爲我是認眞地在研究這些現象，願意和我分享個人的祕密，讓我見識大開，對眞實的世界有更深一層的了解。

我也逐漸了解到，現代社會每一個人都被一道認知的銅牆鐵壁圍繞著，這道銅牆鐵壁是由從小所受的家庭及學校教育、報章雜誌、學術知識、國家社會的意識形態所塑造出來的，如果你認定這就是宇宙的實相，其他可能性是無法穿透這道牆壁進入到你的認知系統的。只有當你開始懷疑、想往外看的時候，銅牆鐵壁才會出現裂縫。只要假以時日、持續努力，看得夠多之後，你就會發現這道銅牆鐵壁逐漸崩潰而消失於無形，新的宇宙觀其實包含很多傳統或現代科學想要否定的宇宙觀，將昂然矗立在你眼前。

廖教授就是隱埋於社會的一員，他終於脫殼而出，準備分享他修煉的個人經驗及證悟。**他的特殊之處在於他用了光作為媒介，除了藉由光瑜伽辨認物質世界之外的信息場，還試圖用光來治療心病，發揮更大的功能**。這些愈來愈多的實證體驗分享、將加速現今科學所塑造銅牆鐵壁裂痕的擴大，終至消失於無形。我期待所有讀者也能愉快地分享光瑜伽所帶來的喜悅。

自序

找出生命的源頭及永恆

「光」一直存在無邊無際的時空中，我們從浩瀚宇宙演化而來，運用「光」來修持，應該是最重要、最方便的方法。

但要如何找到一個至極、迅速、安全、簡單、易修的方法，又不須離開生活及工作崗位，便能開啓心靈的寶藏，邁向永恆智慧之門，是我寫這本書的重點之一。

大概在我七歲、才剛認識這個世界時，鄰居看了我掌中的生命線，對我說：「你活不到十四歲！」於是，在我有知覺的童年中，便一直恐懼著死亡、追尋著何謂永恆，以及生命的價值。直到長大，慢慢摸索迄今，才有一點點成果。但是我也發現，其實每個人都有一股力量一直在旁守候，透過各種過程來試煉及啓示著我們，等待你我去發現永恆。

本書不想涉入宗教，只想提出生命的信仰與價值，但以佛學觀點爲主要基礎，且書名爲「瑜伽」，可能就已經被某些人定位成某一類型的書籍了。不過，本書希望能拋磚引玉，在新的文明世紀中能有更多的研究者、科學家進入心物合一的領域，找出生命的源頭及永恆，我想這將幫助全人類邁向全然改觀的新世界。

本書原有許多對當今不同科學領域的反思，但因篇幅有限、又過於艱澀而無法放入，而書中有三篇與本書緣起相關的玄奇故事，對於某些人會覺得很玄，但是這些親身經歷也促使我逐漸懷疑當今某些科學及其局限性。大家喜歡聽故事，不過，希望讀者不要只是把它們當作很玄的故事聽而已，而是希望能理解故事後面的啓發。

我不知道這本書能利益多少有緣人，但如果能對你有任何幫助，請謝謝我的老師群，因爲他們的智慧與功德太大。在此要感謝教導過我的重要大師群，他們給予我相當大的啓發，讓我在找尋生命爲何的漫長過程中，逐漸開啓一條更爲明確的道路，我敬愛的上師們包括：釋迦牟尼佛、第十四世法王達賴喇嘛、第十七世大寶法王噶瑪巴、賈傑康楚仁波切、各帝參夏仁波切、札雅多殿仁波切、鞏巴炯尙仁波切、堪布徹令多傑仁波切及其他大師們。

此外，也非常感謝出版社賴主編及芳蘭協助出版事宜，並給予市場的回饋意見，也感謝幫我校稿的學生：秀英、秀珍、秋燕、譔堯等人。

讓我們無時無刻以智慧與方便，一起放出無量光！

第四部　宇宙實相

第一部

光瑜伽緣起

頂禮 殊勝稀有無上導師 世尊 釋迦牟尼佛！

嗡 牟尼 牟尼 瑪哈 牟耐耶 唆哈！

——《釋迦牟尼佛心咒》

北印度奇幻旅程

二〇〇六年二月前後，我打算前往印度的吉祥聚米塔聖地，參加達賴喇嘛主持的時輪金剛法會。我原本已經完成報名繳費，也辦了印度簽證，但因為當時的工作過於忙碌，就差兩天無法脫身，只好放棄好友的熱情邀請。

幾天後，另有一個前往佛陀聖地之旅的團，是由一位尊貴的上師及多位喇嘛主持，正好要帶領所有的學生前往。數月前，該團原本早已額滿，但就在我確定不能前往時輪金剛法會、向主辦單位詢問時（當時也正好是該團即將出發的前幾天），某位團員因故無法前往，正巧空出一個位子，而我的印度簽證又已經辦好了。於是就在原本一切為零，到後來具足一切善妙緣起之下，我前往十多個佛陀聖地，經歷了一連串不可思議的奇蹟。這趟奇幻旅程改變了我的一生。從聖地回來後，我在幾年內身心靈都產生大幅的變化。

三張CD早已預視未來的奇蹟之旅

當時因爲工作實在過於忙碌，我當天上午才有空整理行李。因爲時間緊迫，我隨手抓了約七、八片CD放入袋中（當時還是用隨身聽播放器的年代）。在漫長而顛簸的旅途中，我一邊聽著CD，卻因爲過於勞累，沿路都陷入昏睡之中。雖然我帶了很多CD，也有幾次想換聽別張，但在將近二十多個小時的路程中，卻神奇地只對三張CD情有獨鍾，所以在途中只輪流播放而未曾更換，這三張CD是：第十七世大寶法王《願望之歌》、創古仁波切之蓮師大圓滿儀軌、金剛薩埵百字明咒。

沒想到，在這趟奇蹟之旅中，我卻依序一一面見了這三張CD的主角！

在前往聖地的車程中，昏睡的我正好坐在當時喇嘛（近幾年已被認證爲轉世的大仁波切）位子的後方。我在眼睛半闔半閉之中，見到他相當忙碌地講著無數通電話，不知道在聯絡什麼事。過了很久，我突然被全車熱烈的掌聲吵醒，我問喇嘛發生了什麼事？他說：「已經約好去見大寶法王了！」

眞是令人興奮啊！於是我又繼續休息，以恢復工作的疲勞。不久，我又再次被熱烈的掌聲驚醒，當時我想，連大寶法王都能夠見到了，應該沒有比這更讓我驚奇的事情了吧！因此也沒有理會，繼續補充睡眠。直到車子抵達佛陀第一次轉法輪的聖地：鹿野苑。

當時大寶法王正在鹿野苑講經傳法，這是我第一次見到大寶法王。[1] 導遊告訴我們不得帶相機進房間，大家就都把相機收起來了。之後大家想要合照，卻找不到相機，這才發現，導遊忘記取下自己隨身帶著的相機！如此，相機又出現了，可以拍照了！

與大寶法王合影之後，出了門，轉個彎，這位負責聯絡的喇嘛在我右前方三公尺，我雙手捧著一條白色哈達，相當興奮地再次詢問他，說：「喇嘛、喇嘛，接著我們又要去見誰呢？」這位喇嘛從左方轉過頭來，對我說：「創古仁波切！」就在此時，我完全被強大的力量震撼住、愣在那裡許久，全身起了雞皮疙瘩。

之後，進入房間與創古仁波切合影留念之後，回到車上，我向喇嘛說出我聽的這三張ＣＤ已經預示未來整件事情的發展，他也感到不可思議，我向他說：「現在只剩下金剛薩埵沒有見到了！」（因爲金剛薩埵是佛本尊，並非一般凡人，所以當時我想應該不太可能會見到。）而在我座位周圍的人，也感到十分驚奇，覺得不可思議。然而，就在往後的行程之中，我又遇到一連串不可思議、一再出現的奇蹟，實現了第三片ＣＤ所預示的徵兆。

由於這是我第一次到印度聖地，對於自己平日在台灣實修儀軌使用的法器，不知能否帶去而感到疑惑，所以要去印度之前，我先打電話問了從印度到台灣定居的喇嘛，他說：「沒問題，大家應該都會帶法器去！」於是，我的背包裡有一組法器及唐卡法照。

經過漫長的車程，終於來到了我夢寐以求、一心渴望前往的菩提樹下。我們下午抵達後，要先在旅館等候，因爲接下來要去菩提樹下金剛座前修持薈供法會，而喇嘛們要先去購買供品、布置場地、協調點燈等。我想在聖地的法會中，除了心的清淨，自己的身體也應該要清淨，所以趁著空檔從頭到腳徹底梳洗了一番，但是好像一直擦不乾，因爲一面洗著、洗著，卻無法自拔、無法控制自己，一直掉眼淚。

佛陀送的見面禮：第一片菩提葉

一切就緒之後，大家從旅館準備好要出門時，不知爲何有點延遲，當時太陽已經快要下山了，我們在夕陽中搭車盡速前往菩提樹下。抵達之後，上師的腳有一點不方便，我揹著背包用右手攙扶著仁波切。我們一行人來到入口廣場處，現場至少有數千人，廣場上滿滿都是人，每一個人都忙碌地走來走去。

我扶著仁波切，身體得稍微彎曲、低著頭，心裡相當擔心廣場上忙亂的眾人會撞到年紀很大的上師，所以小心翼翼看著前方大家行走的路線，以便護送上師安全地從入口廣場進入修法處。

因爲視線往下方看著廣場的緣故，與此同時，我正巧看到一片相當大的菩提葉，從廣場遠方的另一端被風吹動、飄來飄去，正朝我這裡而來。在人擠人的廣場上，這片大型的菩提葉一會兒飄到左邊、一會兒又飄向右邊，似乎有一股力量指引著它閃避眾生紛亂的腳步，每一次快被踩到時，又會被這股力量牽動一下；果然在此數十公尺的距離中，即使現場這麼多人走動著，卻沒有一個人發現這片菩提葉，而且它還毫髮無傷，沒被踩到。我心想，如果在此時沒被踩到又在我面前停下時，這應該就是佛陀要送我的見面禮了。

奇蹟出現了！這片一直左右飄移的菩提葉，不僅完全沒有被眾人踩到，還朝向我而來，不偏不倚碰觸到我的左腳。它一開始毫無停歇，一直在動，此時卻動也不動地停住了。我彎下腰，用左手撿起這片菩提葉，放進我外套左邊的口袋，眼淚同時奪眶而出、無法克制，我認爲這應該就是佛陀的見面禮了（見圖1）。

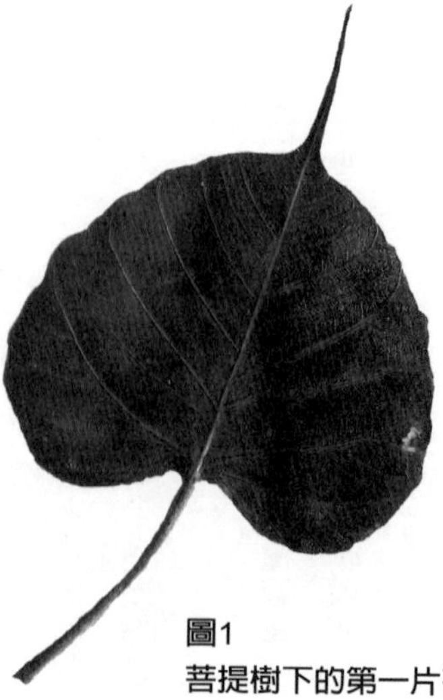

圖1
菩提樹下的第一片菩提葉

菩提樹下金色光芒的清淨覺受

到了修法現場，由於前來的時間已稍有延遲，此時太陽已經快要下山了，我便扶著仁波切進入會場，待上師就定位後，我跟著坐在上師對面的位子。在大家都已經坐好、準備要修法之際，我才發現全場只有上師和我帶了法器。此時，上師的促古（藏音，爲轉世活佛的稱謂）將他的法器從套子裡取出，才驚覺鈴中間的錘已經掉出來了，但現場沒有繩子等材料，而且根本也沒有時間讓他綁回去，於是我乾脆將自己的法器給對面的主法上師使用，化解了當時的危機。在此次薈供法會來到尾聲之際，太陽已經下山，我們有一段時間根本看不見法本。

到了晚上，我們再次走到菩提樹下正覺塔金剛座朝聖及靜坐，正覺塔後有一棵大菩提樹，面對此菩提樹隔著走道的圍籬，正好有一個通往外面的門。我碰巧坐在門右邊欄杆上的位子，同團的愛沙尼亞人坐在門左邊的位子，大夥面對著菩提樹，我在感動的心情當中展開靜坐。

當我開始以「毗盧七支坐」的坐姿坐下之後，在此瞬間，身體的中脈及全身各處突然神奇地灌注入一道清淨無比、能量充盈、帶有白色的金黃色強大光芒：我的頂輪與天相接，海底輪與地相接，強大的清淨金光及能量在體內雙向流動，整個身體同時朝上下被拉開，我的心性在這飽和的能量中進入不可思議的靜止狀態，一方面內心完全靜止不動，一方面卻感受到身體內部到處充滿的清淨動能，同時也能覺察到外在周邊的各種人事物（包括我身旁一直飽受蚊子叮咬之苦的那位外國人，以及眾多走動繞塔的人影等）。

過去我有幾次機會接觸到強大能量在體內流動的機會，但這次毫無預警就出現如此強大的覺受力量，是屬於偏向帶有白色的金色光芒，屬於平和、寂靜、殊勝、圓滿的特性，與其他幾次的覺受完全不同。

佛陀在夢中傳授心法及加持無邊

然而上述只是開始，眞正的事情才要開始。回到飯店後，我在非常滿足、毫無所求，也不知接著會發生什麼事的狀態中，進入睡眠。而在此時，在我的心毫無任何刻意的意念之下，我又意想不到地再次跑到了菩提樹下，來到金剛座前。

微風徐徐吹動著菩提樹，我看到了金剛座（一塊大而平整的石頭）。我當時並沒有見到高高的正覺塔，只在菩提樹的樹林間看到靠近一棵大菩提樹下、有個高高的大石頭，陽光穿透濃密的葉間，樹蔭及陽光都映照在金剛座、樹皮上及土地上，隨著微風吹拂，濃密的樹蔭跟著慢慢地搖擺著，氣候相當宜人，難以想像當時是酷寒的冬天。

我見到這般風景，雖然沒有見到佛陀，但是心想是到了菩提樹的金剛座，機會難得，應該趕快好好向佛陀請法。於是，我對著金剛座說：「佛陀啊！佛陀啊！請您傳授給我殊勝、珍貴、關鍵的心法吧！」

就在祈請的同時，從虛空中傳來一個具有強大能量、音調沉穩、音量不小的聲音，祂說話了：「當下就是佛！」

此時，我心中完完全全無法領會「當下就是佛」是什麼含意，以及爲何這是一切法門的精要呢？就在我百思不得其解，又覺得機會難得之下，於是問了第二個問題，我說：「佛陀啊！佛陀啊！這是什麼意思啊，您能否交給我達到您修行的方法？」

此時，虛空又傳來相當沉穩的聲音：「不近也不遠！」就當祂說「不近」時，我整個身體被一股力量抓住、飛到金剛座，雙眼離金剛座石頭只有幾公分，都可以看得到石頭上的花紋，又在當祂說「不遠」時，我整個身體被抓著飛到很遠的地方，從遠處望著已經變成小小的菩提樹樹林。我相當不明白，爲何第一句「當下就是佛」這麼深奧而令人不解，第二句「不近也不遠」也是如此簡單，卻還是令人不解；加上我過去已經聽過太多的經教義理，但是重點還是在於對智慧的覺受，於是在一片困惑之中，我又說：「您講解得太難了，重點在於覺受，還是請您直接給我灌頂、加持，直接讓我跟您的覺受無別好了！」

話剛說完，我突然間覺得自己如同黑色無邊虛空，一股清淨強大的氣流從頭頂進入，充滿全身各處；然而因爲全身如同宇宙一般黑色無邊，只覺得具有能量的氣息一直讓自己膨脹、膨脹再膨脹，我一方面感覺到毫無邊際，一方面卻又覺得自己是充滿能量氣息的虛空。之後，我慢慢見到自己赤裸無邊的身體，在左邊肩膀上出現一大件發亮的黃金色迦裟，並逐漸覆蓋著原本如黑色虛空般廣無邊際的身體；之後，我又看到金色迦裟下方出現好幾塊亮麗色彩的布塊，像是迦裟上的補釘。

我就停留在這鮮明的臨場畫面，以及無限飽滿的能量氣流當中逐漸甦醒。醒來後，我才發現自己躺在床上，而且身心從來沒有如此寧靜、舒適、安全及充滿能量。當時窗外天空已微微泛白，可能是清晨五點左右，我的雙眼無法克制地流著安靜又喜悅的眼淚。

領悟佛陀的教誨：第二片菩提葉

當天，我們又展開了參訪其他聖地的旅程，下午回到飯店休息，之後又有機會前往菩提樹下親近金剛座。到了現場，有位學生正巧問我哪個地方靜坐效果最好，我心想好位子應該與朋友分享，況且我已經強烈體驗過這個位子的能量覺受了，於是我介紹他坐在我前一天的位子，而我去坐那位愛沙尼亞人的位子。

他的位子當時氣場實在相當混亂，真的不好坐，但更重要的是，我的心開始出現問題了。我心想：「佛陀啊！如果昨天是您的話，請您再掉下一片菩提葉，證明的確是您前來爲我傳法！」我開始觀看樹上所有的菩提葉，當時天氣相當寒冷，空氣是凝結凍住的，不要說菩提枯葉會落下來，就連一點風都沒有，整片樹林的所有樹葉連動都不動。於是，我無法靜坐了，心想：機會難得，不如乾脆改成修法。我在沒有帶任何法本的情況之下，自行背誦儀軌及修法。但是一面修法，一面還是想著菩提葉，因為這個證明對我來說實在太重要了。

我就在心逐漸紛亂的情況下，又想著明日即將離開金剛座聖地，情急之下乾脆改成繞塔，因爲一方面繞正覺塔時可以持咒，另一方面可以沿路發現是否有掉落的菩提葉。而每次繞到正覺塔的正門時，就進去裡面唱誦儀軌，禮讚釋迦牟尼佛；更重要的是，因爲昨天沒有見到佛陀，所以每一次唱誦禮讚文之後，就會祈請一次佛陀今晚到我夢裡，期盼能親自面見祂的尊容。

就在好幾個小時、無數次的繞塔及進入正覺塔的行動中，現場人潮逐漸散去，我聽見很多哨子的聲音，因爲現場即將關門了。此時，我相當心灰意冷，但又遲遲不肯離去，直到最後正覺塔全區無人，只剩下我和那位一直在禪定中的學生。就在此時，整個地方原有的燈光突然間完全熄滅，現場一片漆黑、鴉雀無聲，彷佛連一根針掉在地上都會變爲巨響。

就在我與那位學生不知如何是好的情況下，不知過了多久，欄杆底下突然亮起一道微弱的紅色光線，我們就隨著光線指引，從後方走到正門的樓梯，準備離開。就在我走到前方時，我向那位學生說：「不如何時還會再來，不如我們再繞一圈！」於是，我們開始最後一圈。在微弱的燈光下，她走在我前方，我擔心她可能會遮住菩提葉，於是我先一步超越她往前衝，想往右彎進第一個轉角，但她可能因爲害怕，又先我一步彎出轉角，擋在我前面。

這時，我聽到一聲清脆的聲音！我猛然一看，發現在她左腳跟不偏不倚，正好踩中一片小小的菩提葉。我在她身後彎下腰去撿，湊近一看，果然是菩提葉，一邊的葉緣還破了。我將這片葉子放入夾克口袋，雙眼迸出眼淚，有如潰堤，淚流不止，心想：佛陀聽到我的聲音了，祂不只給我菩提葉，還給我一片被踩過的破菩提葉，同時也在教育我「菩提本無樹」！祂是眞的出現了，可是我卻執著於一片小小的葉子！（見圖2）

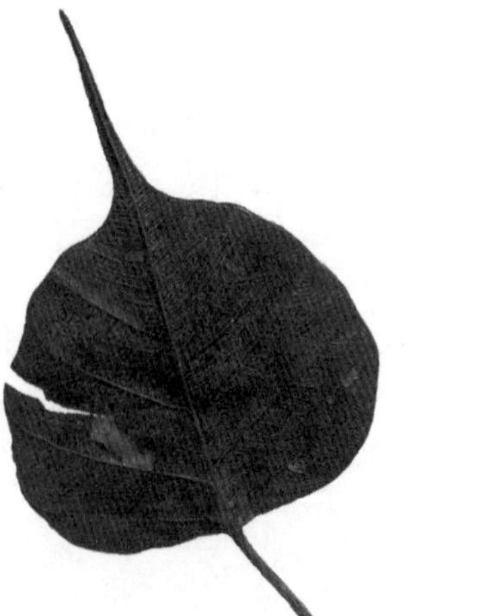

因爲我彎腰撿了菩提葉，原本跑在我前面的學生，便離我更遠一些；就在她轉進第二個右彎轉角，而我跟著即將轉到第二個轉角處時，卻突然衝出一個穿綠色衣服、像是警察的人。他不向跑在前方的學生衝去，卻伸出雙手、向我直奔而來，此舉讓我驚嚇到後退好幾步，差點撞到正覺塔的牆面。

因爲聖地已經關閉了，我還遲遲未走，我原本以爲他伸出雙手是前來抓我，但是當他靠近一看，我的天啊！他根本不是要來抓我的，他捧著厚厚一疊綠色的菩提葉要給我，我向那

圖2
菩提樹下的第二片菩提葉

位學生說：「我們帶回去分給大家。」當時我早已痛哭失聲，因爲佛陀就連給菩提葉，都在傳法，祂在第二個轉彎處再次教育我：我可以給你的，比你想要的一片小小菩提葉還要多出更多。

佛陀顯像，入光森林徹悟教法

就在這感動與啓示當中，我帶著完全的感恩及滿滿的愛，沿路哭著回到飯店，仍舊遲遲無法停止。到此爲止，我在正覺塔外的第一個願望已經滿願，佛陀還不只給我一片菩提葉，那麼第二個願望，向佛陀祈請示現到我夢中、期盼能親自面見祂的尊容的願望，是否能實現呢？

於是我收拾心情，趕快入睡，期盼這個奇蹟能實現。我帶著這個意念入睡，進入一個場景。

景色與前一天的景觀一模一樣，連進去的角度都一樣，同樣的微風徐徐，陽光灑在菩提樹上，葉片交錯著光影，氣候宜人，令人身心愉悅。唯一不同的是，在金剛座大石頭上坐著一個「人」，我愈來愈靠近祂時，看到祂的坐姿並不是雙盤或單盤，而是雙腳彎曲、左腳膝蓋往上、右腳膝蓋往右旁側，正在安靜地思考。我第一個念頭感覺：「祂是一位老師！」（而不是感覺到祂是地位崇高的教主）。

祂的尊容其實有點超出我的預期（因爲我們平常看過很多關於祂的畫像），我問：「佛陀啊！佛陀啊！是您嗎？」祂繼續沉浸在深沉的思考中，我繼續有點自言自語地說：「佛陀啊！您怎麼是黑人啊！」在本次旅程之後事隔多日，我才發現爲何祂會是黑色的人形。因爲祂是「印度人」，因此皮膚較黑，加上在戶外叢林苦修多年，所以外相一定更爲黝黑。尤其在樹蔭陰影交錯之下，看起來更是黑黑的模樣。祂並沒有回答，於是我開始仔細端詳祂的樣子。

祂並沒有穿任何衣服，只披著一件陳舊卻相當乾淨的布衣，橫過左肩，而這件布衣有些褪色，顏色有點白白、黃黃的，還有些皺摺。祂安住在寂靜沉思之中，頭髮剛整理過，看似只是用利刃割髮，有一捲一捲的頭髮，有點落腮鬍但相當乾淨，全身精瘦可見骨，但精神非常好。[2] 祂濃眉大眼、雙眼有神，鼻子尖挺，雙手垂放，兩腿彎曲坐著，右手臂關節置放在橫放的右大腿上，左手有點彎曲、垂放在豎立的左大腿上，心思完全投入沉思當中。

此時，我心想：佛陀爲何不是我們常在寺院見到的金色佛身或白色玉佛呢？爲何沒有出現佛經中記載的「佛有三十二相好莊嚴」？爲何祂並不像我們在大雄寶殿看到的佛陀長相呢？於是我就鼓起勇氣，向佛陀問道：「佛陀啊！佛陀啊！爲何您沒有萬丈光芒？」就在此時，祂終於說話了，祂用與前一天同樣的聲音，說：「你並沒有祈請要看到的是成佛之前，還是之後啊！」[3] 此時，我趕緊跟祂說：「那麼，請示現成佛之後的樣子。」我話還沒說完，瞬間所見完全改變，不過，出現的景象卻又不像是我們經常在大雄寶殿見到的佛像。

這時，我眼前的畫面就好像是電影銀幕，在正中央下方有個芝麻大小的黑色光點，光點外圍有一圈更爲堅毅的黑色外圈，由此黑色光點整個向外噴發出層層疊疊、分不清楚是氣體、液體或固體的形形色色又相互交疊的萬丈金色光芒，然而這又是另一個具有深層意義的法教。4

我看到在此層層疊疊的金色光芒中是一座「光」的森林，其中具有佛陀過去累世的記憶。這些記憶形形色色，屬於光的記憶，我當時進入後，可以看到由光所現出的城市、廟宇建築、舍利塔、佛像身形、原始叢林、人影等，都是由光的交織與重疊所成，於是我找不到記憶中大雄寶殿的佛陀樣貌；因此我進一步進入這光的森林遍尋佛陀，當樹葉被我碰到時，會像是被撥動般輕輕來回搖動。於是，我就在這殊勝的光芒中，經過不知多久，慢慢地甦醒過來。當時天空微微泛白，而我的內心充滿感動及寂靜，眞是殊勝的經驗，讓我再次淚流不止。

光的祕密真言

因爲如此奇遇，這教法、口訣及示現的殊勝景象，提供了我好幾年的消化及領悟；且因這法緣逐漸具足，因此在工作忙碌之餘，還能在之後兩年內像是排行程似的，逐一領受到無論是舊譯派或新譯派等，大量重要的無上密法教的灌頂、講解及短期閉關實修，甚至原先因故無法前往印度的時輪金剛法會，也在數月後，獲得「時輪之王」法主克帝參夏仁波切來台中舉行的時輪金剛灌頂法會及閉關，一切殊勝圓滿。

當日佛陀在菩提樹下金剛座提示的「大圓滿法教精要」：**「當下就是佛，不近也不遠，加持力無邊！」以及光的覺受灌頂、光的覺受顯像等，成為我日後最主要的修持重點，也是本書以「光」為主的重要起源。**

當下就是佛：講述的是原始光明心性中「基」的部分，是「見」的部分，也是「法身」及「空」的部分，爲我們的佛性與自身一直共同存在、從未分離。所以，成佛之路並不需要經過三大阿增祇截，而在「當下即是佛」。（顯像如同銀幕中央下方的黑點。）

不近也不遠：爲「道」的部分，是「修」的部分，也是「報身」及「明」的部分，因爲佛陀講求「中道」的實修方式，所以，不是壓抑及放縱自己的心性，而是採取中間的修持方式。（顯像如同銀幕中央下方的黑點外圈黑線，是心力的展現，是往內找到源點與往外顯現萬象的力量。）

加持力無邊：爲「果」的部分，是「行」的部分，也是「化身」及「遍滿」的部分，因爲佛身並無我執，故無任何固定形象、顏色、大小等，卻因爲大悲心而幻化出各種可能，各種可能身像是由有緣眾生所需要的樣子幻化而來，使眾生能與其相應才能解救，故無邊際，為無量光。

天空壇城徵兆

多年來，我身邊有時候會發生一些現代科學無法解釋卻又相當巧合的事情，例如在火供法會現場恰巧拍出火焰形成的幾何法輪、蓮花、智慧劍、本尊身形，或見到天空出現獨特的景象等。依照現今的科學標準，這些都會被視爲是不科學及不正常的現象。

佛典中的殊勝景象出現在藍天之中

幾年前，有次颱風即將侵襲台北市的前一天，我下午辦完事情，走出台北市政府大門口（方位坐東朝西）時，面對西方的天空，親眼看見漂亮多姿的雲朵，形成一座手捧寶瓶、盤腿坐姿的超大型佛像。因爲太陽在其後方而讓整個景象光芒萬丈，頭上原本是一顆顆的白雲髮髻，慢慢轉爲五方佛法冠白雲，整整停留超過二十秒後才煙消雲散，變成一般的雲朵。

由於我前幾年有相當良好的因緣，得以接觸許多無上珍貴的法教及實修，因此大約在六年之間，我在藍色的天空中曾多次見到藏傳佛教舊譯派「九乘之頂」的「大圓滿」中「頓超」教法的「金剛鏈」景象，如圖3。[1]

依我的經驗，在一些場合並無法依照法教內容，運用三種坐姿及眼勢，只能直接面對虛空；然而即使心中當時有其他的煩惱雜念，但只要心中輕鬆、寬坦、安靜，天空中還是會出現金剛鏈，只是沒有煩惱時見到的景象更爲清晰細膩。不過，這景象每次出現時，一定得在藍色的天空之中，而且無論雲朵如何飄移，或是我的身體如何移動，在虛空中總是會出現固定靜止不動的光點，光點與光點間會有一條條細細的白線連接，而每一個光點由裡向外具有一環又一環的五彩色光（每一環一種顏色），在每一個光點中央都會坐著一位安詳莊嚴的本尊形象。此外，金剛鏈每次出現在天空時，

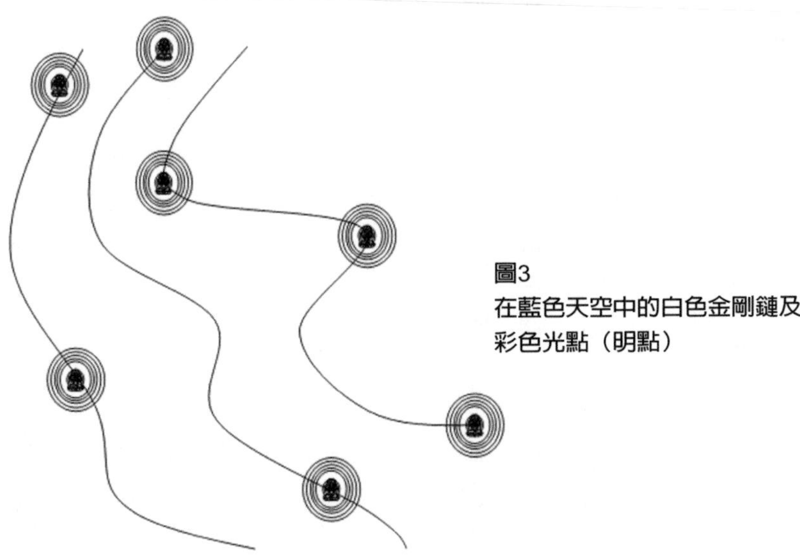

圖3
在藍色天空中的白色金剛鏈及彩色光點（明點）

鏈子的細長度及顏色一樣，但是線條形狀及分布情形，以及彩色光點的數量及分布都會不同。

此外，在日常生活中較常出現的並不是金剛鏈，而是天空中的五彩白雲，[2]另外則是在藍色天空之中，有時也會出現一條一條分布不均、但都是線條形狀的彩虹色光，只要將心輕輕、靜靜地安住並同時望向天空，所見到的藍色天空當中多半都會顯現出一條又一條的彩色光。

上天給這本書的徵兆：天空白雲壇城

台灣是個相當好的地方，容納了各種法教，像是傳統的基督教、天主教、伊斯蘭教、道教、印度教、佛教等都受到保障，新興的宗教也很多，在台灣也相當受歡迎。雖然某些信仰可能無法立即爲信眾提升永恆、至極、無上的智慧，但也讓許多人在生活上遇到挫折時，能即時撫慰心靈。

台灣也擁有各類型宗教書籍及資訊，閱讀的人也相當多，許多心靈導師的名氣也相當大，能號召大量信眾接收他們的教法，這些都提供了豐富多元的心靈成長機會。我知道全世界在下一個階段極有可能會大量修持與「光」有關的方法，但是爲何需要我來寫出「光瑜伽」的內容呢？或是時機已經到了嗎？這個問題多年來經常困擾著我，也讓我猶豫思量甚久。

有天，我前往工作地點，邊走邊想這個問題，當時心想，乾脆問個問題：「如果要我寫出這本書，就請顯現出一個強大的奇蹟徵兆吧！」

就在我發問後約過了三至五秒，我沿著一棟紅色建築物向左彎時，原本被樹遮住的天空突然一片開闊，在天空中（位於東方處）出現一朵巨大白雲，我睜大雙眼直視，對於這個巧合驚歎不已，因爲這朵白雲呈現出一個巨大幾何圖形的天空壇城，如圖4所示。

這個由白雲組合而成的壇城圖形，最外圍是四邊形，每一邊爲線條狀的白雲，外圍的四邊共同圍繞中間的巨大圓形白雲，合起來顯現

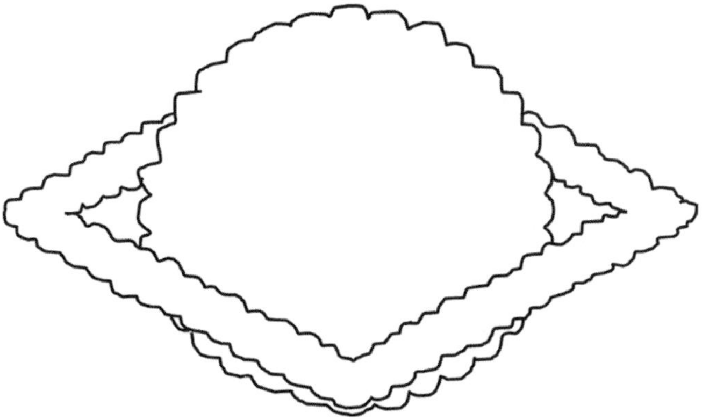

圖4
在東方天空出現的白雲壇城

出一個高掛在空中、由白雲構成的巨大壇城。

也因爲如此殊勝、巧合回應的天空徵兆，成爲我著手書寫本書的另一個重要緣起。

喜悅的啓示

幾年前，我在工作場合中，正巧碰到一位「以前」有緣的家人。第一次見到他時，是在一棟大樓內的走道上。我在完全沒有心理準備或期待之下與他談話，心中湧現出強烈的反應：「怎麼會覺得跟這個人如此熟悉，他一定是我過去累世的家人！」如果你在閱讀本書時，某些論點對你有所幫助，也需要感謝這位家人，所以，我也把他的故事寫在緣起。

事出必有因，透過仔細觀察整件事情的發生，這位家人在我著手寫這本書時與我相遇，其實有一個相當重要的任務，就是要啓示我在寫書的時候，不要用傳統的方法闡釋教法，不要重複過去許多佛法師父所說的：因爲人生苦海無邊，所以我們要回頭是岸之說。而是**啓示我如何思考以現代人喜歡的「喜悅」方式，去闡述及教導**。

在佛教中，過去師父們大多都以人生疾苦來表達輪迴過患，因爲痛苦，故而需要超脫生死，達到涅槃境界。也因爲以痛苦人生的角度切入、接受教法，許多人在潛移默化之後，都不知不覺從痛苦的方向思考及實踐自己現實的人生；然而，你怎麼思考你的人生，就會如你所願，回報的速度只是熟成的時間長短罷了。所以，許多佛教信眾的人生都走向清苦，甚至愈接觸教法，愈感到人生的痛苦，對於自己的學業、事業、工作、健康，甚至修持心性都不見得有幫助。然而，這個方向需要修正。

用喜悅的人生，印證佛陀的智慧

因爲對於佛陀想要表達的痛苦，認爲「有漏皆苦」，並不是說人生是痛苦的，人生是不苦也不樂！在現實人生當中，我們接觸到的任何一切事物，因爲萬物都是緣起所成，所以一切都是幻化、短暫而不是眞實的，因此，**真正的痛苦源自對於短暫、虛幻事物的執著，而不是事物本身**。

所以，我們必須完全了解，在宇宙中並沒有痛苦這件事，才能知道宇宙中有一存在的定理，那就是一切萬物皆是「本性空」而「依他起」。[1]既然是依他起，那爲何我們不運用智慧選擇「喜悅」的各種緣起，而要執著於「痛苦」的各種緣起呢？其實，**我們也可以透過充滿喜悅、能量的正向人生，去印證佛陀的智慧**。

當時與這位家人初次接觸談話時，過去親人的親密感便一再強烈湧現。因爲過於強烈，迄今仍讓我印象深刻。我一直沒有跟其他人提過這件事，只放在心中。

由於我長期接觸宗教相關領域，認識了一堆神祕學領域的朋友，我的親戚幾乎也都有宗教信仰。這些朋友的專業領域都不符合當今西方的科學標準，而屬於玄學的超自然領域。

但是，沒有被西方科學標準發現的事物，並不代表不存在於世界上，例如科學家尚未發現細菌時，細菌早已存在，只是後來才被儀器加以證實；又例如印度、西藏相關脈輪的經絡醫學，或是中國道家的任督二脈及身體上的各處穴位，在中國流傳已達數千年之久，但至今運用各種西方儀器，都還是照不出經絡的分布，可是我們將針插入穴位時，卻會引發磁波！

與這位家人初次相遇之後，過了好幾天，正好遇到一位上過電視的先知朋友，他在台灣有一定的知名度、靈視能力具有相當的口碑，到現在還在對外開業。當時我們只是遇見，順道閒聊，他卻自己主動跟我說：「你現在已經遇到一位過去累世相當有緣的家人！他是你的……」此時，令我再次感到震撼，爲何這件從未向任何人提起、只有我自己知道的事情，卻從他的口中脫口而出，我因此更加確定我與這位家人的關係。

由於我的身分實在敏感，加上這些事情是不被當今科學所接受的，因此對我而言，我無法對這位家人提起這件事，只當作我人生中一種有趣的祕密。我對待這位家人和一般人一樣，在旁適時給予呵護、勉勵等。

後來有次聚餐，之前我們許久沒見，便一直閒話家常，一起前往捷運站搭車。在沿路短暫的聊天中，我稍稍了解了他目前生活上的一些情況。抵達捷運站月台時，我問他：「你們家有沒有宗教信仰？」他說他們家就像一般台灣家庭一樣有拜拜。之後列車即將進站，我便急著向他說：「可以的話，你應該去信仰一個宗教！」接著車子到了，我們相互揮手說再見。

喜悅的成長，更適合現代人

數月之後，他找到了一個他認爲非常適合自己目前狀態的教法。我並不知道他是在何種機緣之下覓得的，但後來得知這個教法屬於新時代（New Age）的其中一支。據聞這個教法在某些時候會修持與光有關的冥想，他完全沉浸在其中，也顯得相當愉快，讓我替他既高興又擔心。

這位家人非常喜歡讀書，因此也閱讀了大量的新時代讀物。據他說，他並非歸屬於任何單一教派，而是從各家中選擇出自己想要的內容，綜合成自己的東西。值得一提的是，他徹底將這些心得融合，運用在工作、待人處事等日常生活之中，獲得極爲顯著的效果。

因爲我對他接觸到的新興教法相當放心不下，也引發了我的好奇心，想要了解這個教法的內容，也才有機會跟著他去閱讀這個領域的相關資料、書籍及CD；我也從與這位家人的對話中獲得這個教法的傾向，進而與幾位有接觸過的國內外朋友進行了討論。

目前在我粗淺的了解之下，這些新時代教法以各種方式（某些教法出現紙牌的占卜等）來修持身心靈，提升個人的高我，更重要的是大部分都環繞在愛的療癒過程，透過愛（自己與他人）等正向價值的心靈成長與提升，使得自己被祝福與肯定，進而改善態度、工作及人際關係等，對於現實的日常生活有明顯的幫助。

不過，這些新教法融合了許多傳統宗教體系的部分內容，例如：某些是天主教及基督教的主張（像是上帝與天使）、某些出現佛教的主張（像是前世今生、輪迴），某些又有印度教的主張（像是脈輪淨化）等，而某些部分在過去甚至被神職人員嚴格排斥，例如無論是天主教、伊斯蘭教、基督教、佛教等都不主張通靈、占卜，而這些都在新時代各種新興宗教中被跨界整合在一起，成爲自己的特色；更重要的是，它們脫離傳統、重新組織，更符合現代人在工作及生活上的需要，甚至成爲時尚潮流。

此外，我也從這位家人的幾次談話中，觀察到他的部分心得，相當值得參考，例如以喜悅來成長，而不是從痛苦中成長，以及運用大愛、正向價值、鼓勵、祝福、肯定自己等方法，來進行大躍進。我也從他介紹的書中，認識了「歐林」這位親切的老朋友。

雖然這些在佛教觀點中，某些其實是屬於「有」的部分，或者屬於個人執著或「緣起」的部分，但是他透過學習，卻變成更爲正向的人。他調整了自己的習氣與能量，每一天都活得相當快樂、自信、自在，相當熱愛工作，改變了自己的人生態度。

看到他的樣子，讓我十分感觸，這些簡單卻能實踐改善人生的觀念及方法，爲何比佛法更吸引人呢？

我認爲最根本的答案，是因爲新時代的內容大部分建立在強調喜悅的心靈成長方式，並不像佛教在各教派中的經典都講述人生疾苦。所以，我們要從苦海無邊中獲得解脫，而新時代的學習方法卻能改善自己的現實生活，以喜悅的方式來提升心靈層次。畢竟喜悅的成長之路，總是比痛苦的成長方法更吸引人。

就如同佛陀的年代，在當時也有各種修持的方法，有的教派喜歡修喜行，有的喜歡修苦行。然而，佛陀並不主張歡喜及苦行各偏向一方的修持方式，而是主張中道的修持方式。此外，佛陀所說的苦，並不是認爲宇宙萬物的本質都是苦，而是不苦也不樂，因爲苦與樂都只是自己對宇宙萬物片段的認知而已。佛陀所說的苦，是執著於虛幻的假象才是苦的來源，因爲將心執著於變動、緣起的現象爲苦，便需要去探究內在永恆的心性本質爲何。

既然宇宙萬物一切都是依他起，一切事情都是跟著遇到的緣分而起，所以只要我們了解一切外在都是變化、虛幻、短暫的現象，便能以喜悅的方式去理解，將喜悅成長之路落實在日常生活中，而不是執著在人生一切都是痛苦。**因為當你執著於苦，你的人生就在無形之中獲得苦的結果。**

所以，我們不需要透過苦來讓心靈成長，而是透過在人生中每一個時期遇到的各種虛幻

（緣起）情境來讓心靈成長，這就是所謂的「借假修眞」。此外，目前大部分的人都相當強調喜悅的學習，而「法喜充滿」就是一種眞實的喜悅感受。

因爲我們需要喜悅的學習，虛幻的緣起及永恆的性空需要一起觀察分析，了解一切萬象都是緣起，但並不是要放棄各種緣起（因爲放棄本身就是各種選項之一），而是要在每一個當下把各種緣起做得更好，你的人生自然而然就會獲得大幅的提升與改善。

當下即能從喜悅的人生中解脫

當你知道你與外界緣起的接觸點，在每一個當下才能有所作爲或改變時，你會更加珍惜時間，心思會無比的理性、客觀與縝密。因爲下一秒很快就成爲過去，而在當下時未來還沒來，所以只有在當下才能有所作爲，每一個當下便都能直接影響緣起，連接下一個當下。如此，只要每一個當下都是喜悅的成長，我們便可以獲得完整豐富的喜悅人生，以及永恆的智慧成就。

佛陀討論緣起性空，並不是認爲性空比緣起重要，或緣起重於性空，而是需要兩者在生活中相互驗證，而佛法一直都是經驗法則，並不是抽象義理，如果你沒有在日常生活中實踐佛法，在當下開啓生活中可運用的智慧，又如何能讓大家相信未來才會用得到的智慧呢？

爲什麼我們要從痛苦的人生中尋求解脫？爲什麼我們不選擇從喜悅的人生中獲得解脫呢？

這位家人在此世帶給我的重要訊息之一，就是：對於現代的社會而言，面對廣大的群眾，更要以喜悅的方式進行引導。提醒我的教導，應該朝向讓廣大民眾在現實與永恆世界之間，皆能獲得一切圓滿的喜悅方式。

實踐光瑜伽生活

光明、希望，都能從每一個人的日常生活中開始做起！

在進入強調同時滿足心靈與物質的新世紀，整體社會的改變需求，來自每一個人的覺知與覺醒。在這心物合一的概念下，我們去思考每一個人都可以加入，並在生活上便能展開行動的方法爲何？

此外，又有什麼方法能獲得極致的智慧、提升空虛的心靈、改善生活品質，甚至增進事業、財富、社會地位、健康及壽命，又能改善資源耗竭及生態環境等問題？

光瑜伽精神

「物以『心』爲貴」！物質欲望來自心的想法與感受，古老的「瑜伽」[1]便是用各種方法去觀照心，來統合自己的身、心、靈，包括「身」的生理層面，「心」的心理層面，以及

「靈」的超心理層面。

瑜伽一詞，在古印度文意爲「合一」「相應」及「內在眞實自我的統一」。它運用冥想法、呼吸法、體位法、實踐行動等方法，來促進身、心、靈的和諧與平衡。

我們提倡具有數千年歷史的「新瑜伽精神」及其作法（也就是本書光瑜伽的各章節內容），來融入現代人每日忙碌的現代生活，整合自己的內外層次，獲得極致的智慧，提升心靈與事業成就：

一、統合個人內在的精神世界：像是整合左腦及右腦的功能，或者是大腦記憶庫與資料搜尋的功能、理性與感性、邏輯、一般感覺與直覺等作用。

二、統合個人的過去世界與現在世界：過去的經驗除了作爲處理當前工作及面對各種環境時的重要參考，有時也會成爲人生的陰影或阻礙。過去的經驗讓自己受限於經驗判斷，陷入泥沼而無法自拔，有時還會反撲在要處理的事物上，一再發生同樣的錯誤。

三、統合個人的內在對於外在的接觸：我們需要由內而外、由內心的成熟來調和外在身體的行爲，讓自己不要產生害怕、擔心、不安全感等負面情緒。

四、讓個人的精神世界與物質世界發展並重：想要修持心靈，根本不需要讓自身的物質生活變得貧苦；只是比起心靈層次的永恆，物質生活已成過往雲煙、毋須過於執著罷了。但要做到心物合一，除了讓自己的內在心靈獲得滿足，面對外在物質相關的工作、事業、財富、名望、地位、健康、壽命等，又必須要同時向上增廣。

五、最重要的統合功能，是讓心統合一切，開啓永恆智慧之門。心靈邁向的永恆之路，將讓自己獲得永生，解放心靈、獲得自由，得以在短暫而變動的人生世界中獲得解脫。

用新瑜伽精神來改變世界吧！也就是**「每一個人，都能成功地自我統合，讓所有人一起來改變全世界」**！光瑜伽的內容，就是要幫助想要以喜悅的方式成長、並獲得永恆智慧的你，所整理的各種內外統合方法。

第二部

光瑜伽

光瑜伽六部功法

光瑜伽冥想法及呼吸法的起源，來自我在佛陀聖地菩提樹下的經驗：從頂輪進入的覺受灌頂及加持，以及顯現成佛時光芒萬丈的畫面，皆是以清淨、明亮、熱力、無邊、無量等「光」的形式，以及由光所呈現的「虛空氣場」，來體驗其無上的空樂覺受，**也就是運用「光」來傳達「空」的實證覺受。**如此，**便開啟了光瑜伽及光中隱藏的智慧密碼，得以窺見佛陀的無上智慧，並朝向喜悅的智慧成長之路。**

我們要將這個理念落實在每一天的生活中，來統合個人的心靈、身體、現實空間、時間、氣場空間等；在一層又一層的複雜關係之中，我們需要找到這些不同層次的共同「源點」，再進一步從源點去統合各層次。這相當重要，就像要控制所有的電力，便需要找到電源的總開關，而這些層次的總開關，就在於「心靈」。

那麼，啟動內在心靈、產生各種念頭的源頭又是什麼呢？當我們找到這個源頭之後，再進一步加以整理，便能了解及掌握自己在日常生活中是如何起心動念——也就是覺察心的起源及心的作用。掌握自己的起心動念，便能產生統合各個層次的功能。

然而，出現各式各樣心念的根源，就是我們最根本的「原始光明心性」。

生命的源點與永恆狀態

所謂的原始光明心性，就是每一個生命最原始的狀態，可再分成兩個層次，一是「原始光明心」，一是「原始光明風」。原始光明風是極微細的氣，也是原始光明心駕馭的對象；當其具有個人的原始光明心產生我執時，因爲心的不穩定便會擾動所駕馭的原始光明風，時機成熟後結合父精、母血及宇宙五大元素，便會開始交融茁壯，產生個體生命。然而，當其雖然沒有個別我執，卻具有強大的慈悲心、關懷他人時，也會轉爲諸佛、菩薩、神佛、神明、聖者等。

原始光明心性也是與宇宙同在的永恆狀態，具有三種能量：**法身**（爲不生不滅、無始無終、能生萬物的本質）、**報身**（爲由法身帶動的氣所形成的能量光體）、**化身**（轉化成一般人可以見到的各種軀體形象，或是轉爲眾生）。

我們活在此生，最重要的兩個工作是：一、找到它；二、知道它如何運作。如此我們便能進一步去統合各個層次，讓自己喜悅地成長。

把心歸零，開啓個人智慧

要回到心念的最基本根源，首先必須先把心歸零，讓心回歸最原始的基本狀態（歸零的心爲性空）；在此心性源頭中，我們才能發現心在完全的平靜之中，具有顯現各種念頭的能力（爲各種緣起的能量）。緣起性空是圓滿的空性智慧，緣起及性空需要一起修持、相互驗證，從緣起中體驗性空，從性空中體驗緣起，爲緣起、性空的「雙運」。這就是宇宙中永恆不滅生命的基礎特質，因爲所有念頭都從此開始。

因爲心的擾動帶動了氣、氣帶動了化學物質、化學物質帶動神經、神經帶動筋、筋帶動肉、肉帶動骨頭、骨頭與肉產生行動，行動落實了心的想法，又結合了每一個行動，形成了一個人生歷程，結合無數人生歷程，就是輪迴的過程。此外，佛陀所說的投胎轉世、產生「四生」[1]的各種生命型態，也是從原始光明心性而來。

當我們了解了這些空性智慧，除了覺察自己內在的永恆智慧，面對外在變動的現實生活，將因爲心長期處於清淨狀態，而讓大腦無比清晰透徹，如此更能覺察一切事物，面對各種處境。

若從緣起及性空來說，因爲觀察緣起而讓念頭更爲敏銳、客觀，知道任何的選擇及判斷都會產生一個因，並影響下一步果，而變得更加睿智及聰明。所以緣起及性空是開啓個人智慧的重要基礎，也是佛陀一生智慧精華的關鍵字之一。

我想應該有很多人都正走在學習理解空性智慧的路途上，但空性智慧用文字傳達容易有局限。那又有什麼方法能有效傳達，讓我們對於空性智慧的體驗，不會只停留在理論或概念的層次？

六部功法的修行部位

以下介紹六種呼吸法及冥想法[2]，這六種功法並不像坊間的冥想法及呼吸法，僅能讓身心靈三者平衡（雖然這些方法也很重要，但是不夠圓滿與究竟）。我們能夠將這六部功法應用在日常生活之中，證悟緣起性空的智慧。

這六部總功法分為：太陽瑜伽、月亮瑜伽、天空瑜伽、空氣瑜伽、當下瑜伽、空色瑜伽。若我們將這六種瑜伽觀修功法，以瑜伽行者依照其示意的修行部位，可整合繪製為下一頁的圖5，以便讓自己在日常生活中，隨時隨地加以觀修與掌握，實際體驗光瑜伽所要傳遞的智慧成就。

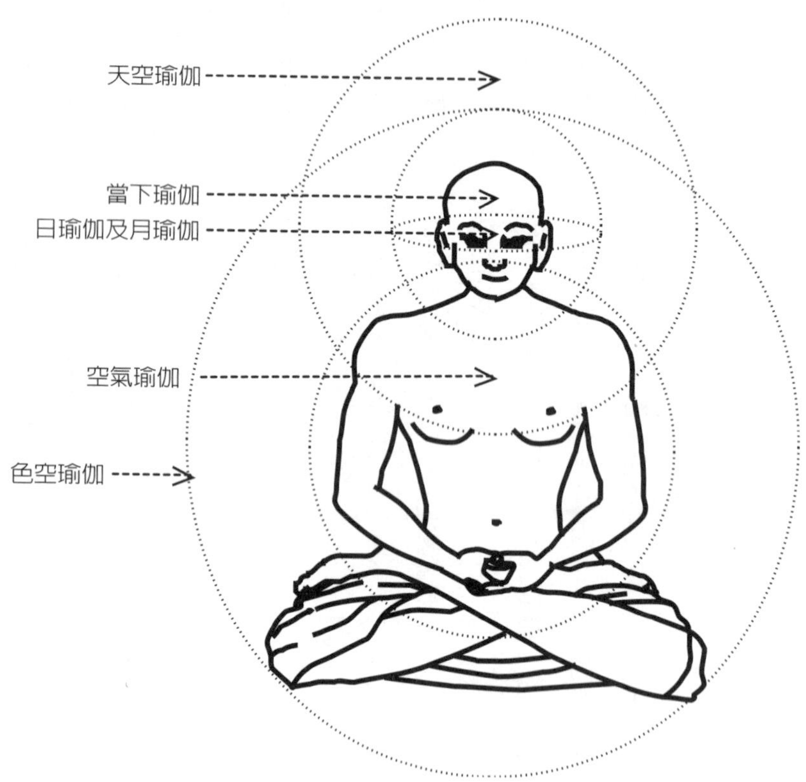

圖5 「緣起性空」之「光瑜伽」其六部功法位置示意圖

太陽瑜伽

功效

本法適用於白天的觀想及練習，練習本法能獲得以下效益：

一、在每日生活中看見太陽及太陽光時，能立即證實自己永恆的心性，獲得至極的空性智慧。

二、因爲太陽出現的白天是我們工作的時間，所以能讓心性更爲清明，對於所處環境及事物更爲敏銳，在決策上更爲客觀清晰，提升工作效率及能量，因此能有效增益學業、事業、功名及財富等。

三、有助於清理原本已經污濁、生病的心靈。例如清掃混亂的心情、消除身心疲憊的狀態，或者有助於憂鬱症、躁鬱症的治療。

四、有助於在學業或事業上平息可能發生的災厄，增加幸運的機會。在工作職場上獲得人緣，關愛身邊更多的人，滅除所有可能發生的障礙。

五、當你進入陌生或危險的地方，事先進行本法的觀想，將形成無形的保護作用。

六、人生中有許多假象，表面看似有趣，背後卻充滿危機，本法有助於沉澱心靈，看見事物後面隱藏的眞實世界。

七、因爲本法透過陽光對於自身心靈的清淨，有助於身體的協調、健康及長壽，將舒緩疾病對身體造成的痛苦。

啓示

要知道，個人的自性與宇宙萬法，是不可分割的整體，如同太陽光從太陽而來。此外，**我們一切的念頭都是從自己的自性而來，各種念頭就如同紅、橙、黃、綠、藍、靛、紫等複雜的色光，而這些色光都源自於太陽中心**。

然而，將這些七彩色光集合聚攏之後，會回到白色，而白色的內在就是透明空性。所以，我們知道透明空性、白光和各種色光都是一體的，就如同心性與各種念頭一樣。而各式各樣的念頭都是從透明的空性而來，空性是透明的，卻能變化產生出一切。

因此，我們在任何時候，都能進一步去觀察自己的心性，對於自身心性的證悟，就如同去體會太陽及太陽光的完整性；同樣的，會產生輪迴，是因爲自己只狹隘地鎖定在某個喜歡或厭惡的光線之中，卻以爲這個局部就是全部，並將心識執著在此。

我們的心性原本就像透明又包含一切可能的色光，卻因爲自己無法了解整體，或是執著在喜愛或厭惡的部分色光之中，以此色光成爲「不空」（就是產生識）而牽動了緣起及物質蘊界（風、火、水、地），於是產生了個體及輪迴轉世的現象。

輪迴轉世的現象有兩種：一般凡夫的心是不圓滿的，如同執著在某處的色光而非透明，因這不圓滿的執著心性，擾動了微細的氣場，由氣場帶動形成輪迴的化身（像是胎、卵、濕、化等四生）。然而，轉世菩薩則是因爲了悟圓滿心性的智慧，並見到自己過去世有緣的眾生還在迷惘之中，自然而然產生強烈無比的悲心，以此悲心產生願力，願以智慧引導眾生，故自性因願力擾動微細的氣場，生出無數化身，如同體性爲透明的太陽，在白色的力量中發出七彩色光，遍照一切，消除黑暗。

觀想練習

我們每天都可以看到太陽，太陽不只給予我們生命的照耀，也給予我們心靈的啓示。當我們看到太陽，可以做兩個不同層次的太陽瑜伽，分別是「基本式」及「究竟式」。基本式與究竟式可分開練習，也可以先做完基本式，之後接著究竟式的完整練習。

基本式

步驟一：開始呼吸作用

首先，當我們在白天生活和工作時，清楚知道由光線遍照各處的「太陽」及「太陽光」，是不可分離的整體，當我們看到太陽，其實也同時看到了它的光芒，如同我們的心性也是合一的。宇宙萬物整體（法界）與個別生命體其實是相連、整體、相同的，都是由原始光明心性所顯現，並遍滿各地。

兩者完全不可分離，就如同太陽光從太陽而來，個別的太陽光照到局部的物體，無限的太陽光合起來成爲一個完整的太陽，這就是太陽在白天帶給我們的智慧啓示。

找一個能直接被太陽曬到的地方，或是有遮蔭的地方也可以，但是不需要直視太陽，這個地方應該是不被人打擾的，最好可以單盤或雙盤，或是以一般站姿站立，甚至躺著也可以，最重要的是要放鬆身體、打直脊椎。

之後，開始調整呼吸，深深吸氣、長長吐氣，至少三次以上，直到心逐漸靜下來，並且忘記呼吸，開始接下來的冥想。

步驟二：進行光合作用[1]

首先閉起雙眼，觀想自己頭頂對面上方的空中，有一個放出光芒、明亮無比的太陽，其光芒遍照各地，所有一切黑暗之處完全毫無遺漏地被光芒照射，而感到一切各處皆爲光明透亮。

其次，在這太陽的中心有一透明白色、大小像是芝麻的點，並再一次放射出明亮光芒，遍照所有一切虛空，太陽光以像是法輪光的形狀朝自己向外射出，並環繞包圍自身周遭，使得外圍產生無量光芒的保護。

接著，由此遍照一切的白色透明光點，再次射出另一道太陽光，這無比明亮的太陽光從頭頂中央進入筆直的脊椎，直到穿越通透到身體底部會陰的位置。

此時，太陽的光以極爲明亮的光芒來遍滿全身各處，毫無任何陰影，並以明亮淨化自身心性的污染，這陽光以無比熱能及智慧的火，溫暖且焚燒我們在此時所有殘存在心境中，因紛亂的貪婪、嗔怒、痴心、我慢、懷疑、嫉妒等氣息，所顯現出來的各種念頭、畫面、影像等；因爲是自己提供了念頭、畫面、影像等可燃燒的事物，所以，一旦碰觸到陽光後則自行猛烈焚燒，而猛烈焚燒的熱度又再次溫暖了我們。

任何紛亂的念頭、畫面、影像等事物自行提供能量持續燃燒殆盡，也因爲一面焚燒而一面轉爲提供無比的清淨能量，最後這些妄念殘影將自行燃燒到消失無餘，成爲一切光明，而清淨明亮、毫無雜質的太陽光及熱量，將遍布全身體內。

之後，身體完全的清淨及通透光明，在遍滿白色明亮光線的身體內部，在中間沿著脊椎（或脊椎的前方皆可）遍照一切各處的光明，形成一條垂直的彩虹，由會陰底部往上至頭頂，分別排列爲紅、橙、黃、綠、藍、靛、紫等七彩顏色，在此停留，靜坐片刻。

平常早上起床時，可以觀想太陽瑜伽再去工作。工作時，可觀想自己身體外圍充滿由陽光形成一層淨化的保護光層，身體內部也受到陽光的光明遍照而無比清淨，所有內外一切皆是清淨光明。如果你心的力量夠強，願力夠大，也能進一步分享給周遭的人。在生活或從事各種工作時遇到的各種人事物，無論是各種愉悅、紛亂、憂鬱、或棘手的等等，都將因爲碰觸到你的光芒而焚燒、產生光明，開始重組結構、調整秩序，觀想它們有朝一日也能焚燒到轉爲正向清淨的光及無比的熱能。

究竟式

步驟一：開始呼吸作用

如同上述，找一個有太陽光，但不直視太陽、不被人打擾的地方，最好可以單盤（或雙盤），或是以一般站立、坐姿、躺著等姿勢也皆可，但最重要的是要放鬆身體、打直脊椎。

首先，我們應了解自身原始光明心性就像太陽與太陽光的整體，當太陽對自己的光明產生無知的迷惑時，因爲渾沌無明而開始形成輪迴之因，當自身的心性如同太陽，無法分辨太陽光是自己的一部分或認爲並無光線時，便形成「癡的因」；對於自己的光芒產生興奮、喜歡，將形成「貪的因」；對於自己的光芒產生不悅，便形成「嗔的因」。

之後，開始調整呼吸，深深吸氣、長長吐氣，至少三次以上，直到心逐漸靜下來，並且忘記呼吸，開始接下來的冥想。

步驟二：進行光合作用

這裡的光合作用方式與基本式相同，可直接運用前面光合作用的內容及步驟即可。

然而，究竟式要觀察的重點是內心的智慧，我們必須明白，我們的原始光明心性如同太陽與太陽光的特性，同樣具備散發各種光芒的無窮力量，會因爲自己的悲心及想要救助他人的力量，在日常生活之中自然散發出光芒，因爲我們自身原本就是透明，而本質是無限；光線會因爲悲心無限而明亮無限，會因爲願力無限，故而光線遍照各地的程度，也是無限。

月亮瑜伽

功效

無論白天或夜晚，我們都能看到月亮，月亮反射太陽的光芒，且隨著時間而變化，給予我們心靈上極大的啓示。

本法主要用於夜晚，因爲晚上的月亮比較明亮。你也可以在晚上睡前進行本法的觀想及檢討。本法的功能及效益如下：

一、透過月亮瑜伽來觀修萬物「緣起性空」之意，證獲至極的智慧成果。

二、檢查及了解白天遇到的各種事物的客觀本質，更清楚地見到自己對於某件事物的堅持與角度偏向，有助於釐清每日在繁忙社會中所遇到的人、事、物。

三、以月亮瑜伽作爲每日晚上休息前，對於當日接觸事物的反省，讓隔天各種工作及事務往更好、更準確的方向前進。

四、若白天工作心思混亂，或是遇到挫折或重大事件衝擊等，光靠自己不易釐清事情時，也可以觀想月亮瑜伽。透過月亮柔和穩定的光明，讓心思清明、沉著、冷靜，解除緊張及不安全感。

五、讓自己培養更大的慈悲心，觀照身邊的親朋好友及社會，有助於提升人緣及建立良好的人際關係。

啓示

我們每日觀看到的月亮本身並不發光，而是反射太陽的光芒。要見到月亮及月光，需要具備以下幾個條件：發光體（太陽）、光線（太陽光）、被照者（月亮）、看見此現象者（在地球的我們）。然而構成這些結構及關係，必須要有特定的因緣聚合，只要其中之一有變化，見到的現象就會完全不同，甚至無法見到。所以，**看到月亮的第一個啓示是「緣起」，萬物的關係由因緣所生。**

看見月亮的第二個啓示，是「性空」。因爲月亮反射太陽的光芒，自己並不產生光芒，所以我們見到的月亮本質是空性，但從空性之中卻能反射出太陽的光芒。此外，在某些時候，我們還可能會見到月亮外圍有一圈彩色的光暈，是月光經由大氣層的水氣造成的現象。可見月亮本身爲空性，能反射一切太陽的白光及彩虹般的各種色光。

看見月亮的第三個啓示，就是月亮還具有「二元性」。在宇宙中，各個發光體以「施予」（散發）的角度，發出紅、橙、黃、綠、藍、靛、紫等色光，而將這些色光集合起來，將成爲白色光芒。白色光芒的本質是透明，各種色光如同各種念頭，白光如同能起念頭的力量，透明如同空性，也就是從透明中散發出各種色光，照耀宇宙。

宇宙中的被照物體是「接受」（吸收）要的光線，反射出不要的光線，**就如同我們都有不同的「我執」，將要的吸收、不要的反射出來**，將物體所反射的紅、橙、黃、綠、藍、靛、紫等色塊集合起來，將形成污濁的黑色。

然而，同樣一道色光卻反射出不同的顏色，這是因爲二元性的問題，因爲每一個具有我執的對象，個別執著於何種爲對、何者爲錯的二元性中，看待一切所造成的結果。這樣的我執現象，便讓整個世界的眞實面貌複雜化了。

這個啓示是要告訴我們，要去看看自己的日常生活，因爲我們經常帶著自己的二元性標準及觀點，去看到自己認爲是對的世界，同時去否定自己認爲不對的世界。同樣的，別人也是帶著他的二元性標準及觀點，看到又是不同的對、錯世界。因爲眾生都是以自己的標準及觀點處事，而在我們生活周遭之中，形成複雜、充滿矛盾及衝突的世界。

所以，**我們應該回歸到一元性的狀態，觀察在性空中見到各種事物的緣起**。如果我們在當下就閉著雙眼、自然地放鬆冥想，在沒有產生任何我執、自私的心態之下，會發現自己是透明的空性；而緊閉雙眼時，卻在眼簾內見到各種畫面，這些形形色色的色光與形狀，是過去與其他人事物的緣起而產生的殘影罷了。

觀想練習

月亮瑜伽的基本式與究竟式可以分開練習，也可以先做完基本式，再接著練習究竟式。

此外，在進行月亮瑜伽時，其基本式與究竟式的步驟及順序是相同的，但是兩者所要觀察的智慧層次有差異，你可以依照自己的需求，看看哪一種比較能解決你當時心境上所遇到的問題，自行選擇。

一、基本式。主要觀察**緣起**，知道世事無常，眾人皆以二元對立觀點看待事物，萬物都是由緣分的組合變化而成，並了解面對一切緣起時，自己運用施予產生光明，這也是心性慈悲力量的展現。了解接受容易產生污染、混濁的心情，這都是因爲在心性中過於執著造成的。

二、究竟式。主要觀察爲**性空**，將心性回歸到一元性的本質，就是在心境上會產生「心是透明，但能同時具有專注及反射出各種念頭的完整力量」。這種原始光明心性的能力，如同月光只是反射陽光，本質還是屬於空性，但在空性中卻能反射一切事物。

基本式

步驟一：開始呼吸作用

我們每天見到的月亮，是地球上被照物的主要代表，月光是反射太陽發光體的光線，且月亮大多時候呈現爲白色。然而，我們所處的地球中各種物體的顏色，是太陽光照射後，物體吸收一部分的光線，並將不要的光線反射出來，讓自己及眾生可以見到自己的樣子。

我們要先了解，在宇宙中，太陽光的照射是施予性質的光芒，故紅、橙、黃、綠、藍、靛、紫等色光集合起來之後，會相互融合成更爲明亮的白色光芒，而白色光芒的內部是透明無瑕的。然而，地球上被陽光所照射的一切被照物體（包括月亮），卻屬於接受光芒的性質，所以一方面吸收陽光，同時也反射出自己不要的顏色，若我們進一步將紅、橙、黃、綠、藍、靛、紫等物體所反射出來的顏色集合起來，會形成污濁的黑色。

可見在宇宙中，心性如同陽光，以大愛來施予眾生、遍照一切之際，將呈現出光亮的各種色光，這就像是被稱爲神的各種名詞（諸如上帝、佛、菩薩、神明等）因爲施予，呈現出光明的狀態。

如果心性因爲我執需求，屬於接受的性質時，因爲喜愛部分而接收部分，厭惡部分而反射部分，便如同物體一般產生各種具有習氣的顏色，並且將這些習氣顏色集合、加總後，成爲混濁的烏黑狀態。

了解上述的道理之後，先將身體自然放鬆，你可以站立或坐著，也可以躺著，但是身體要打直。如果外頭月亮正高掛天空，也可以到戶外的靜僻處進行。之後，開始調整呼吸，深深吸氣、長長吐氣，至少三次以上，直到心逐漸靜下來，並且忘記呼吸，開始接下來的冥想。

首先，回想今日白天接觸到的人、事、時、地、物，他們想要的（吸收的光線）和他們不想要的（反射的顏色）是什麼？自己想要的（吸收的光線）和不想要的（反射的顏色）又是什麼？將自己與周遭他人集合起來的顏色，究竟是污濁的黑色，還是明亮的白色？

之後，我們進一步去分析及檢討，你自己認爲與其他人認爲的顏色，是否相同。（答案是：幾乎大部分都是不同的。）

你是不是也帶著自己的顏色去看其他人事物呢？你也可以運用以下的顏色及其象徵的意涵，進一步觀察自己：

一、如果你喜歡紅色，看到周遭人事物的紅色就顯得特別亮眼，你也特別喜歡看到紅色，這就產生了「貪」的心理特質。

二、如果你不想要藍色，卻看到周遭人事物是藍色時，會產生不悅，這會產生「嗔」的心理特質。

三、如果你非常想要見到白色，卻因爲周遭人事物一直沒有出現白色而感到悲傷，便出現「痴」的心理特質。

四、如果你覺得自己的黃色，比其他人事物呈現的黃色更爲漂亮而產生自傲，就出現了「慢」的心理特質。

五、其他人事物擁有綠色，可是你卻因爲無法獲得，而對他人感到懊惱或產生疑心，便會出現「嫉」或「疑」的心理特質。

透過以上的分析，我們可以進一步發現到自己的內心，到底是太陽瑜伽中所言的只是局部的心性，抑或是全部的心性？

於是，我們便能進一步去發現自己與他人之間爲何會產生認知差異？這是因爲二元性並產生對立的關係。也就是說，自己與他人都是透過個人的好惡標準，去辨別各種事物，也因爲二元性的切入點對於一切人事物產生各種片段的誤解。

所以，自己或他人覺得不圓滿的各種現象，都來自於自己與他人以二元對立的方式看待事物。大家以各自的眼光相處共事，因此產生各式各樣的緣起及因果關係，並依此共業結構產生各種業力。

在重複、徹底地反省自己的心性之後，靜坐片刻，並進行以下光合作用步驟。

步驟二：進行光合作用

觀想在我們頭頂對面的虛空上方，有個清淨無比的白色月亮，散發著白色光芒，外在白光普照，射向自己，一道光包圍我們的身體周圍且感到清淨、柔和、安全及溫暖，另一道光芒從頭頂進入身體底部的會陰，無比清淨、柔和、安全、溫暖的白色光芒充滿全身，身體外部及內部同時散發著白色光芒。

之後，觀想我們無私的白色光芒，與白天見到的各種人、事、時、地、物等形形色色的連結，同時了解光的自性是圓滿無瑕的性質，而自己與他人看到的顏色只是自己局部心性投射的假象；因爲清淨光芒之故，自己及一切事物原本的各種顏色、樣貌及結構與秩序，都一起開始產生轉換，各種色光及色形逐漸融解、變化，最後一切都變成極爲穩定的白光，在白光中無比的清淨、柔和、安全及溫暖。

之後，再次從一切都顯現爲白光之中，進一步理解清淨白光的本質是透明空性。在透明中，靜坐片刻（若此時你已感到想要睡覺，便可直接入睡）。

究竟式

步驟同基本式。

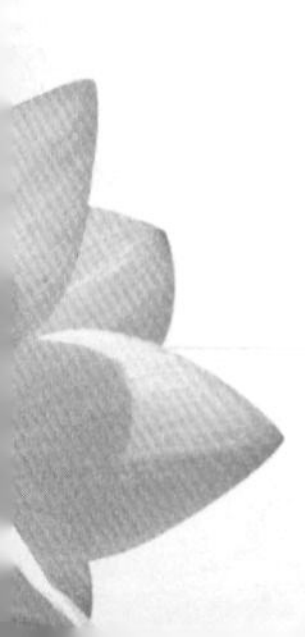

天空瑜伽

功效

我們每天都可以仰望天空，廣大無限的天空能給予我們重要的心靈啓示，爲天空瑜伽。

練習天空瑜伽的功能及效益，至少包括以下幾點：

一、每天只要看見到天空即可練習或聯想它對我們的啓示，相當方便、簡單、輕鬆、喜悅、易學。

二、透過觀察天空，必能開啓至極的智慧成就之門，了解自我原始光明心性的本質。

三、有助於心靜，能讓心情海闊天空，大大降低對於某些人事物過於執著的態度，減少許多想不開又放不下的事情發生，積極坦然地面對人生一切順境與逆境。

四、有助於學業或工作，打開心胸、除去狹隘的想法，減少目光短淺的不當判斷，降低出錯機率，有助於決策及判斷。

五、有助於構思研究，提供各種點子、增加創意。

六、觀察天空的開闊及念頭的產生與消失，可減緩現代人經常罹患的憂鬱症、躁鬱症等疾病。

七、增加自己身體的內在能量，並知道一切內在能量基礎都與宇宙整體息息相關。

啓示

我們的原始心性就像天空一樣，它不只是虛空本身，而是虛空及從虛空中產生各種念頭的能力，兩者合起來即爲完整的原始光明心性。這種性質，就像各種形狀的雲朵，可以在廣大的天空中產生，也會消失於天空之中；我們的各種念頭，是因爲心性具有如此殊勝的特性而能產生各種念頭，然而同樣的念頭也會消失於廣大的心性之中。此外，我們也知道出現各種雲朵般的念頭只是暫時的存在，因爲它終將消失於原本產生它的廣大虛空（心性）之中。

可是爲何一般人不知道呢?這是因爲大家只見到「有」的雲，而忽略了產生各式各樣「有」的「浩瀚無邊的本質」。此外，因爲雲朵容易見到，許多人只看到過多的雲朵塞滿天空，而看不到天空的存在，就如同自己光明的心性經常被各種念頭塞滿。因爲念頭比原始的心性更明顯、粗重、具體、強烈，加上我們每天都要應付繁忙的生活，時時刻刻都需要快速地產生各種念頭，所以大多數人都只看到念頭本身，而忽略了產生念頭起源的廣大心性。

所以，我們的心性不只是虛空本身，而是虛空（無），以及從虛空中產生念頭的能力（有），也就是說，「無」加「有」才等於「空」，這才是我們心性的特質，而不是偏向完全「無」稱爲「空」，或是執著「有」稱爲「空」。

在天空瑜伽中，要了解我們的心性就像是天空，念頭從心性中生起，如同白雲從天空中產生，它從空中升起，又會回到空中。我們讚歎心性的特殊能力，也知道這些巨大的念頭畢竟只是暫時的，由念頭所到之處形成的經驗，如同白雲飄到世界各地的風景，同樣也是暫時性的。既然是暫時性的，便會生起及消失；既然是暫時性的，故而一再執著去抓取是沒有用的；既然是暫時性的，也就不會一直干擾你，因爲我們的心性是廣大自在的天空。

然而，在天空瑜伽中，我們也看到天空中經常出現彩虹，彩虹可以出現在各種天空之中，如同我們光明的心性。因爲光明，我們具有顯現各種彩虹光芒的強大力量。如同天空一般，顯現的彩虹光只是短暫的，所以不需要執著在這次的光芒夠不夠強烈、形狀好看與否等，因爲這只是美好而短暫的，重點在於我們知道自己具有天空的性質，以及能顯現彩虹光芒的能量。

也因爲我們的心性如同自在的天空，體性廣大無邊際，又具備產生各種念頭的能力，一方面知道念頭只是表象，毫無執著的意義，但是完全不生起念頭，又違反自己心性的根本。所以，重點在於可以依照眾生需要幫助之處，生起自己可以百變的念頭，配合眾生在各種情境所需的部分去協助他們，這就是體性無邊際，同時又具備能生起各種念頭的原始光明心性。

觀想練習

天空瑜伽中的究竟式練習，是需要先完成基本式中的各項步驟之後，才能接著練習的。但是，在平常你也可以只練習基本式。

仰望天空，我們可以感覺到虛空無比遼闊，虛空之上的外太空更是毫無邊際，而外太空中會出現各種天文現象，像是星球的形成及毀滅、能量的釋放及吸收。以我們過去生活的經驗，我們光只是站在空曠土地上仰望天空，便可見到廣大透明、毫無邊際的天空，同時看到各式各樣的雲朵出現、移動及消失。

我們原始光明心性的本質也是一樣，本身是透明且毫無邊際，而我們的念頭如同太空中的星球或能量，可以在虛無的空中隨時生起，又消失於廣大無邊際的虛空當中。在此現象中，啓示我們原始光明心性的特質是：

一、如同毫無邊際廣大虛無的太空。

二、念頭本身如同在空中產生的星球與能量，從虛空中產生，也消失在虛空之中。

基本式

◇步驟一：開始呼吸作用

先自然放鬆身體，你可以站立或坐著，也可以躺著，但最重要的是要放鬆身體、打直脊椎，最好可以找一個安靜、不會被干擾的戶外處所，以及可以直視、沒有被建築物遮蔽的天空，或者是來到高樓樓頂，而且最好是呈現爲藍色的天空，若有許多白雲也可以，但是陰天、雨天或被雲遮蔽的天空，就比較不合適天空瑜伽的實作觀修。

首先，直視天空，但雙眼得避開陽光，不要直視太陽及太陽光，最好太陽在你的頭頂後面，而不是前面，如此可以看到萬物被陽光普照的樣子。

之後開始調整呼吸，深深吸氣、長長吐氣，至少三次以上，直到心逐漸靜下來，並且忘記呼吸，開始接下來的冥想。

我們先觀察、體會虛空的廣大虛無透明，如同我們自己的原始光明心性，再觀察白雲在虛空的生成、安住、滅失等現象與原始光明心性的關係，念頭就像原始光明的心性一般，從無邊際的虛空中出現，又回到無邊的虛空之中。

從觀察虛空、虛空與白雲間及心性的關係，接著靜坐、將心安定視爲一次。來回從事上述步驟，反覆三至七次不等。之後在廣大的天空中，雙眼直視在某個覺得舒適、可以定著的點，進行片刻的靜坐。

如果你只能在室內練習，也有兩個方式可以進行：一、閉上眼睛，想像自己面前的虛空，是一個廣大的藍色天空；二、打開你的電腦螢幕，找一張有湛藍天空的照片，但是不要執著於天空的美麗，進入其中進行靜坐，並體會上述天空瑜伽帶來的智慧啟示。

◇步驟二：進行光合作用

面對前方廣大、毫無邊際的藍色虛空，其中頓時出現一個白色光點，大小如芝麻。仔細觀察這個白色光點，發現光點外面圍繞、綻放著一層七彩的彩虹光，而光點的表面為白色光，內部為完全透明的本質。

以這個光點代表宇宙的一切，所有一切都是從這個光點而生，如同宇宙大霹靂一樣，是從一個小小光點瞬間成為無限大的宇宙萬象。

了解到在藍色廣大無邊際的天空中，如白雲等一切現象，都是從這個光點中產生的，所以在天空中見到的各種景色，都一個接著一個逐漸吸入、消失、融入在這個芝麻般的光點之中。

之後，由於自己及自己認識的所有人，也都是構成這廣大虛空中的一份子，所以，自己以及與自己過去、現在、未來有關的人、事、時、地、物等經驗及畫面，也都紛紛一個接著一個化入這個光點之中。

最後，只剩下這個光點及廣大清澈的藍色虛空，因此這廣大虛空的本質也呈現爲無比清澈的藍色，藍色虛空內部的本質爲完全的透明，藍色虛空的大小規模包含各層次的一切宇宙空間。

接著，整個無限大的藍色虛空瞬間融入、消失在光點之中，只剩下光點。之後，這白色光點外圍的彩虹光進一步消融於白色表面之中，而白色表面又融入透明之中，於是所有一切皆爲透明化空，在此靜坐片刻。

之後，再從透明中生起一個白色光點，像是芝麻般大小，白色光點外圍有一層彩虹光；之後又產生無邊無際的廣大虛空，虛空呈現藍色，但本質爲透明；而後，再次見到雙眼在實際天空中見到的各種白雲及世間形形色色的景象。

究竟式

步驟一：開始呼吸作用

如果只是要進行基本式，那麼站姿或坐姿皆可；然而如果一開始就想要完成接下來的究竟式，那麼在基本式開始時，最好能坐在地上或椅子上，可以的話，最好能以毗盧七支坐法的坐姿進行（前面章節有講述過這個坐姿的要領及功能，雙腳單盤或雙盤皆可）。

要先完成上述基本式的光合作用各項步驟之後，才能接著做以下究竟式的光合作用步驟。

完成上述坐姿之後，開始調整呼吸，深深吸氣、長長吐氣，至少三次以上，直到心逐漸靜下來，並且忘記呼吸，開始接下來的冥想。

步驟二：進行光合作用

完成基本式之後，以坐姿接著進入本階段的光合作用。

首先觀想自己的身體，從腳開始至頭頂，瞬間逐步化爲毫無遮掩的透明虛空。我們的身體就是整個宇宙的住所，所以觀想整個身體與宇宙的浩瀚相互融合爲一體。由於中空，身體只剩下外表輪廓，形狀就像是一張白色的薄膜。

之後，觀想在自己廣大無邊身體中央的心輪（心臟移往身體中間的位置），瞬間出現一個芝麻大小的明亮光點，光點的外表呈現白色，外圍散發一層七彩的彩虹光，內部爲完全透明。

接著再觀想由這個光點散發無數的彩虹光，自己透明無邊的身體內部到處充滿彩虹色光及各種色光能量，充滿如廣大宇宙大小的全身內部，直至完全充滿爲止。

然後，先觀想自己身體外的白色薄膜輪廓，與身體內部無數的彩虹光及能量，從腳底至頭頂，依序逐漸融入消失於心輪的光點之中。

最後，一切只剩下一個光點，之後光點外圍的彩虹光消失於光點之中，光點外表的白色又進一步消融於透明之中。

至此，所有一切完全清淨透明無餘，在此靜坐片刻。

之後，再從空中顯現心間產生一個明亮光點，明亮光點白色外表的外圍散發出七彩的彩虹光芒，瞬間增強，以色光及能量的方式遍滿整個虛空，從虛空中形成自己的身體外形。

你會頓時覺得，自己的原始心性與彩虹光明及空性的完全融合，精神覺得無比清醒，心中非常安定，感覺身體充滿了能量。

空氣瑜伽

功效

我們一直生存在空氣之中，空氣也帶給我們相當重要的啓發，空氣瑜伽主要具有以下功能與效益：

一、透過「空」與「氣」的關係，逐漸證得圓滿的空性智慧。

二、一次吸吐循環的呼吸動作，就是一個宇宙形成與瓦解的完整過程，讓我們在呼吸中就能完全體驗宇宙生成、瓦解的循環。

三、方便與智慧同時實修，只要能呼吸，便能實修此法。在日常生活中實修相當方便，而且旁人不會知道你正在實修，睡覺的時候也可透過呼吸法實修空性智慧。

四、觀想身體脈輪淨化，提升身體能量。

五、六芒星呼吸法，在呼吸時與宇宙能量同在。

六、因爲與宇宙同在，故心思將更爲清明、透澈，對於周遭事物的辨別將更爲客觀、理性及細膩，有助於日常生活中的各種判斷、決策及工作。

七、延年益壽、增加身體乾淨的氣息，排出不必要的氣息。

啓示

空氣瑜伽基本上包括三大部分：空與氣的瑜伽；呼吸的「變、不變及創造」；六芒星呼吸法。

空與氣的瑜伽

其實「空」與「氣」兩者就已經包含了解脫生死及獲得圓滿智慧的方法。所謂解脫的方法，就是超脫輪迴的方法，然而解脫、超越輪迴並不表示我們必須要離開目前的生活及工作，或是前往無人之地進行實修，才能脫離輪迴，因爲輪迴及涅槃根本是一體、共同存在的，只不過是要讓眾生了解有個清淨、安定、喜樂之地爲涅槃，來強調我們一直處在執著於投胎轉世、變動無常的輪迴，但是兩者根本不是分離的。

因爲我們原始的光明心性是心氣合一，原始光明心性是由「原始光明心」及「原始光明風」（氣）共同組成的。而且，極微細的原始光明風是原始光明心所駕馭的對象，相當的微細。我們每一個起心動念、每一個呼吸、每一個行爲，開始也都是從空（心）中駕馭風（氣）而起。

當我們的自性過於執著、心愈來愈狹隘時，氣息通常都相當不順，呼吸愈來愈急促而不穩定，生命的能量也愈來愈混雜。然而，當我們的心性愈來愈寬廣無邊際，就愈來愈進入「空」性之中，由心性所駕馭的「氣」將會愈來愈平穩而不動搖。這是空氣瑜伽的啓示之一：**由「空」駕馭「氣」**。

同樣的，當心性愈是在圓滿的空性中，其所駕馭的氣將平穩而有力量，由於是圓滿的「空」性，所以，「氣」也是圓滿的，也就是說，可以變成各式各樣的念頭（無限的「量」），以及具有實踐一切念頭的力量（絕對的「質」）。觀察氣息進出的一舉一動，便可覺察自己心性當時的狀態，甚至運用氣息調整心性，所以呼吸法及觀察自己的呼吸相當重要。這是空氣瑜伽的啓示之二：**藉「氣」修「空」**。

呼吸時觀察變、不變及創造

接著我們來說明呼吸的道理。呼吸是氣息動態的循環過程，吸氣前需要將原本氣息先呼出，然後才能吸氣進入身體內部，所以呼吸是一種破壞及重生的「變」的性質。但呼吸也涵蓋「不變」的性質，因爲對於心性而言，由心性駕馭氣的過程之中，心性從來沒有變過，心性是見證氣息的進出，但是未曾參與氣息的進出，所以，心性是一種不變的性質。而無論我們是吸氣或呼氣，都是一種「創造」的過程，意即創造氣息的進入與呼出。

從每天觀察自己的呼吸，便可知道與宇宙中其他變動循環的道理是相同的。所以，空氣瑜伽的啓示之三：**一次呼吸的循環，就是宇宙秩序中變、不變及創造的循環過程**。

六芒星呼吸法

六芒星呼吸法是極爲簡易的實修方法，可作爲一般人在平日實修之用，但是這呼吸法的道理卻相當重要，因爲它包含了宇宙的定理。所以，當你了解道理之後，在呼吸時必須要同時加以觀修。

人體內的氣息，初步可分成：上行氣、下行氣、遍行氣、持命氣、等（平）住氣等五種氣。「五行氣」也就是這五種命氣的功能，分別是：上行氣爲鼻孔呼吸、說話、吞嚥、臉脹、咳嗽等作用；下行氣爲放屁、大號、小號、男精、女血等作用；遍行氣爲讓全身能活動四肢、走動、運動、毛孔開闔等；持命氣爲支持與維持具有身體的生命，像是各種呼吸、心跳等非自主運作；等住氣爲消化食物等作用。

人體的氣息一般都是在頭部、身體與四肢中全身循環，且由身體向外發散，耳朵、手掌及腳掌通連全身各個經絡，因此在中醫裡，透過按摩分布在耳朵、手掌及腳底的穴道，便可有效舒緩不適的症狀。

在中醫（或藏醫）中，主要運用五行的調理方式，也是針對氣脈（氣場）的調理。所以某個器官生病時，中醫多半不會像西醫一樣將器官切除，反而會找出疾病的起因加以醫治，循著氣脈行走的路線找出堵塞點，設法打開，讓氣場再度通暢循環，便能有效治癒症狀。在氣場的理論下，並不是頭痛醫頭、腳痛醫腳，而是醫治氣場被堵塞的地方。

針對上述全身五行氣的運行狀況，因爲我們透過全身各處的氣場，連結眼、耳、鼻、舌、身等五根[1]感官的運作，自然容易形成五蘊[2]及產生對境，形成五塵。[3]

修心時，如何運用五行氣？

佛教相當重視靜坐，透過靜坐觀察心性的變化，最主要的毗盧七支坐法就是將原本在全身發散的氣場進行封閉、回收，以及在身體內部產生循環作用，讓全身的氣場不要像平常那樣向外發散而張開眼、耳、鼻、舌、身等感官，導致心思向外而分心，反而將氣場往內收，來幫助心思往內觀。因此，毗盧七支坐法的姿勢與氣場的收攝有關，也就是要產生一個氣息不外散且封閉循環的空間場域。

七支坐的坐姿要領與五行氣的關係，分別爲：雙盤收下行氣；兩手掌交疊放置於丹田下方，手心向上且大拇指輕觸結法界定印，收等住氣；脊梁如箭直豎及所有七支坐法形成封閉、循環氣場的姿勢，爲收遍行氣；胸開兩肩齊平及雙臂自然垂下，爲收持命氣；頭正、雙目微張、唇閉舌抵上顎，爲收上行氣。

毗盧七支坐法透過姿勢，讓人自身的氣場與外界分開，並產生封閉循環，來減少自身氣場與外在氣場相互的波動干擾。之後，再以呼吸調息來調理心性，當心能夠靜止安定下來之後，再觀察自己的氣，因爲所有的念頭都會產生各種境相、具有各種形色，念頭及由念頭所產生的境相景色，都是由自己的欲望能力（也就是從自己原有的「欲界天」本質發展而來）及形色能力（也就是從自己原有的「色界天」本質發展而來）所形成。

所以，將心靜止、靜定下來，並明察自己的念頭（即心性較爲粗重的擾動）及氣場（即心性較微細的擾動）的變化，當我們的心愈朝向空的性質，對於氣的覺知將愈加細微；且覺知到愈是微細的氣時，便能更進入空性之中，直至圓滿獲證一切，這就是藉「氣」修「空」、藉「空」觀「氣」，以及「空氣」合修的祕訣。

前面提到個人就是一個宇宙氣場的概念，而人的全身又可分成兩個三角形的氣場，兩者合爲六芒星。在說明之前，我們必須先交代脈輪的成長過程。

■脈輪的成長過程

在原始的心性階段是光明無瑕的本質，也就是體性通透、同時展現出自性的明亮。但是當原始光明心性不穩定，而由原始心性帶動原始氣的波動，就在當時外在大環境的氣場運行狀態之下，與過去世有緣的父母相遇結緣，以自我意識及藉由父精、母血三者相結合，在母胎中以臍帶連結母體及子體，並從母體中獲得養分持續成長。

於是我們從臍帶的點開始往上、往下長出一條線形脈管，同時沿著此線脈之中脈兩側平行長出左脈及右脈，各爲自己（以藍色代表，象徵痴的特質）、父親（以白色代表，象徵嗔的特質）及母親（以紅色代表，象徵貪的特質）。

之後，這條線形脈管逐漸形成，這之中有三條相互平行、並在某些點交叉的脈管，爲中脈（自己）、左脈（月亮）及右脈（太陽）。[4]這條線形脈管便是我們身體中央脊椎的基礎。而且這線形脈管剛開始發展的點，就是以臍帶爲中心點，同時沿著線形脈管愈往上，生長出愈是著重於「精神」的脈輪，愈往下則生長出愈著重於「物質」的脈輪，並從各個主要脈輪中，再往外長出其他脈線與脈輪，逐漸充滿全身，成爲氣息可到達全身的路徑。

在身體正中間、以肚臍爲中心長出筆直的線形脈管，所生長出來的脈輪[5]主要爲：一、肚臍往上：心輪（胸膛中央）、喉輪（喉節處）、眉心輪（雙眼眉毛中央）、頂輪（頭頂百會穴）；二、往下爲臍輪（丹田）、密輪（男性性器官頂點或女性子宮）、海底輪（雙腿中間會陰處）等，並主掌五行氣，其關係如下：海底輪及密輪為下行氣、臍輪為等住氣、心輪為持命氣、喉輪為上行氣、頂輪及眉心輪為遍行氣。

身體是一個宇宙氣場，氣場的性質為波動、能量、粒子，因此我們從心擾動氣、成為氣場、長出主要線形脈管、沿脈管長出重要脈輪、脈輪長出大量脈線分布全身，成為氣息進出的路徑，所以五行氣主要由五輪所控制。

而在我們身上到處行走的氣息，也同時是色光及能量，以下分別以色光及色形加以分析。

各脈輪中色光及色形的能量

在色光方面，我們以太陽光芒的觀點，可視此線形脈管為一道彩虹光，從下往上在不同脈輪的位置上賦予不同的色光，例如從底部往上為紅（海底輪）、橙（臍輪）、黃（太陽輪，或太陽神經叢）、綠（心輪）、藍（喉輪）、靛（眉心輪）、紫（頂輪）等色光及不同的能量。

或者我們也可以用空性智慧的角度，賦予不同的脈輪五種清淨的色光，例如頂輪是白色，為大樂輪；喉輪是紅色，為報身輪；心輪是藍色，為法身輪；臍輪是黃色，為化身輪；密輪是綠色，為護樂輪。

在色形方面，許多不同脈輪氣場的形狀，都以蓮花表示，某些以種子字和圖形象徵，各脈輪的脈瓣數量各家說法也不同。[6] 不同的脈輪也賦予不同的五方佛名稱、種子字及身形，例如頂輪以大日如來爲主，代表身壇城；喉輪：以阿彌陀佛爲主，代表語壇城；心輪：以金剛薩埵（或不動佛）爲主，代表意壇城；臍輪以寶生佛爲主，代表一切功德；密輪以不空成就佛爲主，代表一切事業。其中，頂輪象徵心性沒有我執觀點時，其基本性質爲諸佛本性的「化身」，即能顯現各種身形；喉輪這裡因爲是呼吸及說話主要氣場的進出之處，在沒有我執時象徵清淨氣場能量的「報身」；心輪象徵在沒有我執時，爲諸佛本性的「法身」，即爲圓滿空性，能從空中生出一切萬物、萬法。

爲何我們的心性會帶動身體內部色光及色形的能量？因爲心氣合一，且從空中帶動氣。也就是說，由心的力量牽動氣，由氣息牽動色光及色形。

我們現在便可以來試試看。首先，可以先閉上眼睛，之後進行幾個深呼吸，讓心逐漸安靜下來。此時，在閉上雙眼的黑暗屏幕中，卻會出現過去經驗到的各種色光及色形。例如想到明亮的太陽及太陽光時，在閉著的雙眼中馬上會出現此境相，**這是因為我們原始光明心性的擾動會帶動氣，而由氣帶動各種色光及色形。因此，我們便可發現原始心性並不是完全空無一物，而是會帶動氣息、能量、光及形色等，形成各式各樣的變化。**

六芒星的形成

從身體中央直立的線形脈管長出的脈輪，往上爲心靈取向、往下爲物質取向，並從與母體相連的肚臍位置爲中心點區分，往上與神識有關的是心輪、喉輪、眉心輪、頂輪等；從肚臍往下長出與物質有關的臍輪、密輪、海底輪等。同時也從心輪及喉輪中間長出雙手，臍輪及密輪中間長出雙腳，以肚臍位置爲中心點往兩側延伸，長出幾乎上下對稱的脈輪，形成身體骨架，並形成以臍帶爲中心、兩個交疊的三角形，成爲六芒星形，如圖6所示。

身體的六芒星由兩個三角形共同構成。請留意，這裡說的六芒星不是要觀想以各個脈輪爲點而連起的線，而是觀想有兩個三角形，每一個三角形都是一個充滿光明的光面，兩個三角形合起來是天地和合所產生的無限「生命

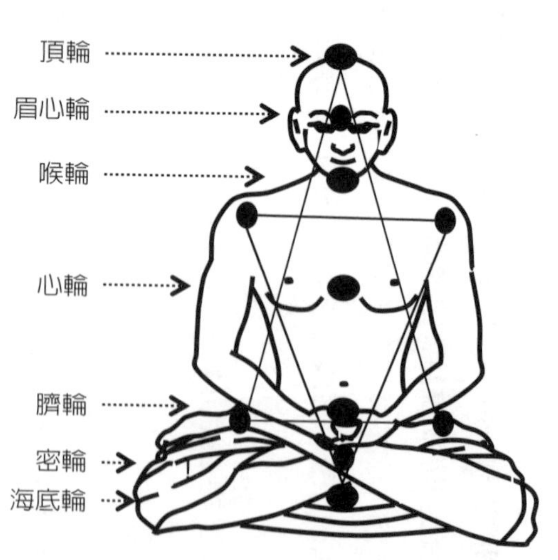

圖6 身體各個脈輪之位置及「六芒星」圖形

能」，而每一個脈輪點上的光度又比三角形的光面來得光亮。我們可以將兩個三角形都觀想成白色，或是將倒立三角形觀爲紅色光面，正立三角形觀成白色光面。除非有進一步的觀想指示，所有脈輪都可以觀成白色或五彩的光點。

第一個三角形爲倒立三角形，由上方雙肩（含雙手）兩點爲現在（因爲雙手的用途爲處理當下事務），加上身體下方的一點海底輪所構成。倒立三角形的作用主要爲「變」，因爲下方的海底輪及密輪屬於物質層面，具備排泄、生育等作用，屬於破壞及重生等動態循環，並在密輪處呈現往外勾及突出爲男性、往內勾及陷入成爲女性。此外，子宮及卵巢也呈現倒三角形的形狀，因此倒三角形屬於過去及未來的母性性質，就像母親一樣，她本身會死亡，卻能孕育新生代。倒立三角形可以觀想成紅色的三角形光面。

第二個三角形爲正立三角形，由下方骨盆（含雙腳）兩點爲過去及未來（因爲雙腳的用途爲移動身體），加上上方的一點頂輪所構成。正立三角形的作用爲「不變」，因爲頂輪及眉心輪屬於心靈層面及精神作用，爲活在當下、面對及處理當下各種狀況，在頂輪下方之眉心輪形成倒勾，突出爲鼻梁（如同男性重視英挺的鼻梁）、內凹爲嘴巴（如同女性較爲重視嘴唇大小及顏色），兩者都有性的象徵。此外，也如同男性器官爲正三角形一樣，正三角形屬於現在的男性性質。正立三角形可以觀想成白色的三角形光面。

因此，倒立三角形象徵母性、過去及未來；正立三角形象徵男性及現在之意。而這兩個三角形正好在身體中間的肚臍位置相互交叉，[7]所以身體涵蓋了母性及男性，也集合了過去、現在及未來三種作用，還擁有了過去及未來的「變」的力量、現在當下「不變」的力量、能「創造」過去、現在與未來的力量。由這三者一再產生生命動能，形成生命能、各種業力及長出生命體。

六芒星與毗盧七支坐法，也有極密切的關係。[8]毗盧七支坐法的姿勢某種程度上也是在調整成爲六芒星形，分成：

倒三角形：上方兩點爲兩肩胸開齊平，下方爲兩手臂自然垂下放在丹田下方，雙手結定印。在身體脊椎平穩直豎坐姿中，兩個三角形以肚臍位置爲中心相互交叉。

正三角形：在三角形下方爲雙腿膝蓋（雙足內收成爲金剛跏趺座），上方爲頭朝正且唇閉舌抵上顎等。

觀想練習

空氣瑜伽的基本式與究竟式具有不同的功能，你可依照自己的需求分開練習。

基本式

因為我們將生命能以六芒星形表示，透過以上論述可知：原始光明心帶動原始光明氣，以及我們的身體以兩個三角形涵蓋的過去、現在、未來的作用，並形成生命體，整個生命體的能量便是透過呼吸來傳輸。

然而一般的理解是，人由氣息形成脈搏，由脈搏的跳動擠壓、帶動血液，由血液輸送及代謝全身養分和廢物。若運用氣脈的說法，人是由呼吸的氣息在身體中間的脈管走動，並經過各個脈輪，再由這幾個主要脈輪傳輸氣息能量給各個微細脈，而傳遍全身七萬兩千脈。[9]

步驟一：開始呼吸作用

先找到一個安靜、無外在干擾的室內地點，景色優美又寧靜的戶外空間也是很好的選擇。最好採取毗盧七支坐法（單盤或雙盤），最重要的是要放鬆身體、打直脊椎。

我們要先習慣平日便以腹式呼吸法[10]進行呼吸，之後要轉成六芒星呼吸法會更爲容易。之後，以腹式呼吸法調整呼吸，深深吸氣、長長吐氣，至少三次以上，直到心逐漸靜下來，並忘記呼吸，開始接下來的冥想。

六芒星呼吸法在進行呼吸程序時，需要配合觀想才會發揮最大的效果。所以，請直接進入光合作用步驟。

步驟二：進行光合作用

首先，我們先觀想六芒星正立三角形頂部的尖端（頂輪位置）代表父精，並以一個大小如芝麻的白色明亮光點爲象徵；另一個倒立三角形頂部的尖端（此處觀想在臍輪位置，並不在海底輪位置）代表母血，並以一紅色明亮光點爲象徵，在兩個三角形的中央（心輪位置）住著自己的原始光明心性，並以藍色明亮光點爲象徵。

之後，逐漸深深吸氣，透過兩個鼻孔吸進來的氣息，同時觀想往上傳送供給無量的清淨能量，提供至頂輪內的白色明點。白色明點一碰到氣息後，白光顯現爲完全清淨、更爲明亮，之後逐漸往身體下方至中央心輪的藍色明點。氣息一碰到藍色明點時，藍色明點的藍光顯現完全清淨及更爲明亮，再一直往下至密輪的紅色明點。氣息一碰到紅色明點時，紅色明點的紅光顯現完全清淨及更爲明亮，接著氣息再往下至密輪及海底輪位置。之後，將注意力放在頂輪（白色光點）、心輪（藍色光點）、臍輪（紅色光點）三個清淨光明的光點上，持續放光，並閉氣片刻，爲完成一次吸氣的程序。

接著，將氣息循環排出（深吐氣），觀想體內的污濁氣息化爲黑煙，從臍輪（紅色明點）往上，至心輪（藍色光點），至頂輪（白色光點），身體一切晦氣、污濁，毫不保留、無餘地從兩個鼻孔徹底排出至外部虛空，如圖7所示。

這種狀態像是兩個交叉的三角形所形成的身體氣場，透過呼吸進行上下波動、串連及引發強大的生命能量，淨化身體的過去、現在、未來的污染，並讓原始光明心性本身具足的變、不變及創造的力量，重新接回生命能量的本源。

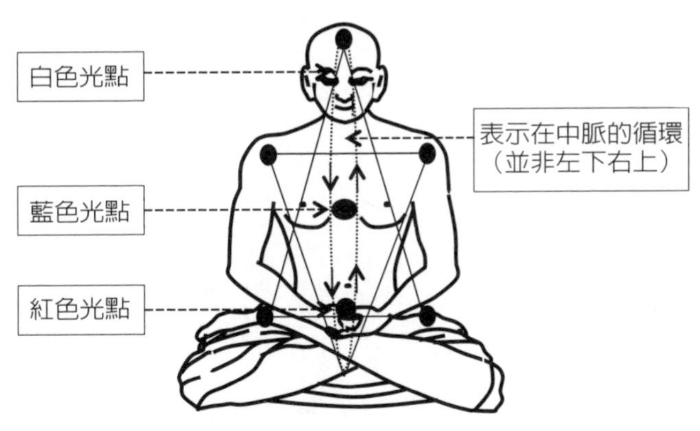

圖7　「六芒星」呼吸法示意

自然界大部分呼吸長度愈長、速度愈緩慢的動物，大多壽命較長，如烏龜等，而呼吸急促的動物有壽命較短的現象。所以，我們呼吸一次出入息時，需要觀想氣息流動至兩個頂端爲一次循環的波長，因此呼吸頻率也會減緩，至於一次呼吸循環應該多久就因人而異，但是盡量愈久愈好。

由於我們藉由氣在身體內外的進出，同時觀想一切能量都是從空性中變化而來，像是過去、現在、未來的時間，或是變、不變及創造的力量，都是從本源的空性中而來——因此空看似透明，卻能生一切萬物。由於空並非空無一物，反而能在透明中顯萬物，便能了悟空能增加氣的力量、能夠變化出各種自在的樣貌。所以在運用六芒星呼吸法進行呼吸時，要時時刻刻藉由調養氣息來體悟空性，藉由對於空性的了悟，讓氣更爲平穩。

究竟式

在空氣瑜伽的修持上需要使用拙火瑜伽[11]的冥想法及呼吸法。拙火瑜伽對於想要證悟空性及發揮生命能量的行者而言，是相當重要的方法。拙火瑜伽是透過氣息入中脈的方法，再度點燃生命的能量，因爲我們的身體有許多由自身心性特性所形成的特定能量、習氣場域，或過去與外人互動時不同氣場交融產生的污濁氣場，我們便可運用拙火瑜伽作爲質能互換的清淨瑜伽，點燃自己原始光明自性的生命能。

然而拙火瑜伽需要使用到較長的氣息，所以在正式修持之前要先學會「九節佛風」及「寶瓶氣」呼吸法。這兩種呼吸法不一定要連著練習，可以分開練習，最好一早起床時可以練習一次，尤其是九節佛風呼吸法。

步驟一：開始呼吸作用

九節佛風呼吸法：首先單盤或雙盤，最好是採取七支坐的坐姿。兩手垂放至腹部，之後所有的呼吸方式都是深深吸氣、緩慢吐氣，步驟如下：

一、左手拇指按入四指握拳（俗稱握死拳）壓置於左大腿鼠蹊部[12]，深吸氣，右手舉起，以中指封住右鼻孔，以左鼻孔緩慢有力地長吐氣。此時觀想身體左脈內與貪心有關的所有污濁氣息完全排出。

二、放下右手，以死拳壓置於右邊大腿鼠蹊部，左手舉起，以中指封住左鼻孔，以右鼻孔緩慢有力地長吐氣。此時觀想身體右脈內與嗔心有關的所有污濁氣息完全排出。

三、雙手放置於腹部，深吸氣。之後，雙手握死拳分別壓置於兩邊的鼠蹊部，兩邊鼻孔緩慢有力地長吐氣。此時觀想身體右脈內與痴心有關的所有污濁氣息完全排出。

四、雙手放回腹部，右下左上、手掌相疊、拇指輕觸，之後，兩邊鼻孔長長地深吸氣，同時觀想保護你的一切宇宙清淨的神聖力量，化為一道光（彩虹光或白光、金光等，端看當時你的直覺引導），從頭頂進入你的身體下至海底輪，身體內部充滿，淨化所有脈輪及體內一切細胞、粒子、量子等所有物質、能量與波動，之後，在各個脈輪及中脈散發光芒，並從全身所有毛孔噴出無比光亮，照耀所有無限宇宙各處，一切萬事萬物皆顯光明閃耀。

五、照耀宇宙萬物的光芒逐漸回收，收入身體心輪，化爲透明，靜坐片刻。

寶瓶氣呼吸法：首先深吸氣，將兩邊鼻孔的吸氣觀想沿著身體中間的左右兩脈慢慢往下，進入肚臍以下約四指處（臍輪）位置，吸氣時腹部突出，並觀想腹部核心區爲一個寬大的圓形寶瓶正在廣納所有氣息，至飽滿後閉氣，直至沒氣時緩慢使用鼻孔向外吐氣（此時不可張開嘴巴吐氣），此爲寶瓶氣。平時任何時間皆可練習，因爲寶瓶氣有助於延年益壽、穩定心緒。

步驟二：進入光合作用

這個步驟主要是觀想身體生命原始能量的拙火，以及完成「拙火定」的步驟。

首先，我們必須徹底知道點燃拙火，就是以自己原始光明心性的生命能，化爲清淨的智慧火焰，燒盡自己過去、現在、未來時間，所造下的一切善惡因果業力、我執、習氣、污損、障礙、負面能量、負面情緒等。

一、你要先習慣寶瓶氣的練習，才能進入本階段的「入、注、融」步驟。首先，以寶瓶氣吸氣，之後，當吸氣、閉氣、氣入臍輪至腹部飽滿、無法再進入空氣時，觀想並用力從臍輪一穴道（左右脈及中脈交接點）往內、往上將氣推入中脈，氣息進入中脈時上升直至頂輪，同時氣息也下至臍輪（也可以觀想至海底輪），整個中脈氣息完全充盈飽滿，形成氣的「入、住、融」於中脈，閉氣至最後要換氣時，從鼻子緩緩吐出（不可張開嘴巴吐氣）。

二、在氣息「入、住、融」於中脈之後，開始點燃拙火。[13]首先，觀想臍輪上有個紅色光點（形狀與前面基本式一樣），此紅色光點因爲受到吸入氣息風的吹動，瞬間產生清淨光明的智慧火焰。這紅色智慧火焰在中脈內部燃燒、火愈來愈大而持續往上；當紅色智慧火焰燃燒碰觸到中脈頂部頭蓋骨下方頂輪（形狀與前面基本式一樣）時，白色光點開始融解白色的能量往下滴，使得紅火燃燒更旺，持續至白色光點完全燒盡一切。此時紅色火焰逐漸往下縮小，剩下紅色光點，紅色光點接著也化空，在此停留，靜坐片刻。

在這個步驟中，也要同時觀想及產生覺受，才是本法的重點。透過紅色智慧火焰從臍輪往上焚燒、直至頂輪的過程中，因爲完全淨除身體內各個脈輪的雜質轉爲光明，並產生「四喜四空」。

由上往下產生的「四喜」，就是當智慧拙火從臍輪點燃燒至頂輪，燒盡後，智慧火焰的清淨光明在退燒同時，從頂輪至喉輪間產生「喜」；喉輪至心輪間產生「甚喜」；喉輪至臍輪間產生「離喜」；臍輪至密輪間產生「俱生喜」。

接著再由下往上生起「四空」，為各脈輪產生的空性程度，從密輪至臍輪產生「初空」；從臍輪至心輪產生「廣空」；從心輪至喉輪產生「大空」；從喉輪至頂輪產生「全體空」。

最後，靜坐片刻。因為是透過升降拙火、燃燒智慧火焰產生四喜四空的方式，故為拙火定，也就是「空」及「樂」不二，由「樂」證「空」，由「空」證「樂」的重要方式。

我們往生時，因為此生的生命能逐漸瓦解，在地、水、火、風等身體物質一個接一個失去功能後，神識在最後會產生「白顯、紅增、黑近得」[14]的現象。我們人生的最後一個吐氣，將同時帶動生命能的分解，「白顯」現象為現在有關性質（包括此世的習氣，與此世相關的時間與空間）的抽離；「紅增」現象為過去與未來性質的抽離，「黑近得」現象便是要完全脫離此生的自我意識及最終的生命能，之後便顯露出自己最根本的原始光明心性，以及其駕馭最微細的根本風。這最根本的原始光明心性，便等待著下一次各種因緣成熟，準備去投胎轉世輪迴。[15]

當下瑜伽

人的生命有一定的時間長度，而這段時間其實是由微細又龐大的每一個當下時間所組合而成，也就是說，集合所有當下，其實就是你的生命旅程。而在當下，由每一次心的想法落實到身體行動的實踐狀況，就會產生下一個當下。經由一連串不間斷的當下組成自己生命的方向及品質，也可理解成命運中的「運」——其實就是在每一個當下起心動念，將自己推向某個去處的「運動過程」。

所以，若想要功成名就、大富大貴、健康長壽、青春美麗，要如何才能做到呢？就在當下。更重要的是，若想要獲證圓滿的智慧，要經過多少時間呢？其實並不需要歷經無限的光陰及無數的劫難磨練，就在當下。

功效

練習當下瑜伽的功能及效益，主要包括：

一、掌握生命的旅程，知道自己的命運掌握在當下，一切未來的可能性就從當下開始。

二、了解在有限的生命旅程中，唯一能實踐及掌握的只有當下，我們將會更加珍惜此生有限的時間，對於生命中眞正有意義或不重要的部分做出取捨。

三、由於知道每一個成功的關鍵別無其他，就在當下，便能依照自己心的所求，在當下即刻落實，更積極、精準地面對各種挑戰，將有助於學業精進、事業順利、廣納財富、廣結善緣、健康無病、青春永駐等功效。

四、爲了掌握當下的時間點，每分每秒都會讓自己的心思更爲細膩敏銳、觀點更加寬廣、心境更爲平靜、決策更加理性及有效率。

五、更重要的是了解當下，會讓我們的生命無所畏懼。我們從宇宙來，也歸向宇宙，我們一直與宇宙同在，而同在的時間點就是每一個當下，永未分離，依如此的時間視野，將一方面見到自己無限的靈能及有限的身體生命，一方面也見到抽象的時間由無數個具體的當下構成。透過當下瑜伽讓心性無限寬廣，站在永恆的時間觀，並精準地在每一個當下的時間點上，實踐自己的生命，同時也能在當下便獲證自己與宇宙同在，開啓永恆的智慧之門。

啓示

是否具有「現在」時間，現在這個時間點又存在宇宙的哪裡？如果現在是在宇宙中存在，那麼它應該會一直存在，可是現在並沒有一直存在著，就如同一個在現在的吐氣，便把剛剛那一個「現在」所吸的氣息給吐掉了。所以，**分析自己的呼吸本身，就已經告訴我們：沒有現在。**

說現在，不如說當下

如果上述內容所切分的時間還是太大，我們再進一步仔細去分析，將現在的時間細分又細分，一再細分到無法細分的極微細時間中，究竟哪一個是現在這個點的時間呢？因爲當你將現在細分到無法細分，就會發現更多時間存在於過去及未來，而更加沒有現在的存在。就如同你剛剛所閱讀的內容，已經存在於過去的時間，而下一段文字還在未來，也還有沒有來。

所以，將時間點切分到極微細時，會發現根本沒有現在。可是令人納悶的是，身體明明就是活在現在啊！然而，我們會發現所謂的現在其實是不存在的，因爲它消失的速度與光速無二無別！仔細思考一下，人根本感覺不出現在！例如你現在感覺到正在看書，可是你的大腦接收到的訊息是「過去」時間，因爲眼睛即使在現在看到，傳送至大腦、大腦解讀又需要一點時間；當大腦確認眼睛所見的印象時，時間已經不是在現在！從這麼小的事情中，我們便能體會現在一直不存在，再從比較永恆的太陽光或外太空的星光來分析，當它們放射光芒傳至地球讓我們看見時，其實是過去時間。

因爲現在一直被過去及未來連接，但它消失的速度之快，讓它幾乎不存在。但如果現在不存在，就會產生一個非常重大的問題：因爲如果現在並不存在，那麼過去及未來又如何被聯繫在一起？而生命時間的長廊又如何被連接起來成爲生命旅程呢？

所以，現在又應該是存在，只是因爲它跑得太快，當我們還感覺存在於現在時，其實它已經跑到過去了；既然它已經跑到過去，所以當我們感覺自己還存在於現在時，過去已經來了，而且連接著未來。因此，要說我們存在於現在會太過於模糊不清，不如說我們是存在於當下，也就是在即刻、瞬間消失的時間點。

當下瞬間成爲過去，卻又能決定未來

當下具有以下特質：

一、**虛幻的**：因爲過於短暫，當下的情境都是在時間流中，與所接觸到的人、事、時、地、物經由緣起緣滅，並非永恆。

二、真實的：因爲每一個當下看似虛幻，但是每一個當下接觸到的點，卻是再眞實不過的經歷，雖然只是瞬間。

以上看似矛盾，但就像是電影一樣，電影運用一格又一格的照片連接拍攝而來，播放的時候轉動這些照片而變成影片。人生如戲，人生中一個又一個的當下，如同在影帶中一格一格的照片，人生就是把照片連接在一起的故事。因此，我們可以發現每一個現在看似毫無意義，因爲就如同每一格照片中，必須連接後面過去及前面未來的照片，才會產生意義或故事。所以，每一格照片聯繫著人生故事發展的軸線，而這一條故事軸線其實就是透過每一格照片，連結起各種因緣所產生的因果關係。所以，每一個當下便變得非常重要，雖然它很短暫，卻具有瞬間眞實的特質，而且每一個當下會直接影響下一格照片的演出內容及故事發展。

所以，當下有兩個更深層的特質，包括：

一、緣起：每一個當下都是極短的表象眞實（但是本質上是不眞實的），就如同一個人生病了，卻認爲生命是虛幻的而不去看醫生，這是不對的，因爲在當下身體眞的在生病中，可是這是極爲短暫的表象眞實，而且是來自於各種緣起產生的眞實，當緣滅時則不見了。不過，每一個短暫的眞實卻都會影響下一步的緣起，因此了解每一個當下都是影響未來發展去向何處的重要關鍵。

基於緣起的重要性，所以，我們認清在當下時間點實踐良好緣起的態度及處理事情的角度，便顯得相當重要，因爲什麼樣的態度及角度便會吸引什麼樣的事情發生，這就是著名的「吸引力法則」。

有善心才能結善緣，結善緣才有好的未來，反之亦然。如果我們將心置於空性的安定之中，又積極廣結善緣，接觸又不執著於緣起，將會發現自己是寬大無邊際，各種緣起的力量將因爲自己寬大無比，而能夠完成因爲執著而無法想像、如此廣大無邊的各種事業成就。這就是圓滿的吸引力法則。

此外，因爲我們知道每一個當下都是由各種因緣所構成，本質是虛幻，過了即刻便成爲「過去」，因爲過去已經過去，所以，過去根本不會影響現在。如果將過去的影子用到現在，就牽動了所謂業力因果及輪迴的力量，例如我們經常因爲上一個過去時間的事件還在現在而感到嗔怒，所以**在面對現在正在處理的各種事物時，經常會不小心帶著已經過去的憤怒來決定現在的事情，因此也可能同時影響了未來。**

我們如果完全知道當下的原理，便較能覺察到一般人會讓過去影響現在，所以，已經過去的事物在當下要立即放下；又因爲現在過於短暫且馬上連接著下一個未來，所以要了解：**把握當下觀察及面對各種緣起，是最重要且唯一能做的事情，因為它瞬間成為過去，卻又能決定未來。**

二、性空：因爲當下過於短暫，因此本質是虛幻；既然是虛幻則一切起、又一切落，因爲它從空中生起，又落回到空中，最終將回歸到空性。就如同各種有外表軀殼的生命一般，從空中出生而來，又回到空中而去。所以，當下的本質就是「緣起性空」。

此外，我們明白了解緣起空性的時間又在哪裡？答案是：就在當下。而我們要實踐緣起性空的時間點又是在哪裡？不在其他時間，因爲在其他時間的時間是虛幻的，所以答案是：就在當下。

換句話說，**我們證悟至極智慧的時間點在哪裡**？**是要在歷經無量無邊的時間長河之中嗎**？**根本不用，因為答案是：就在當下**。

我們平常工作時，就置身於因緣流轉的環境中，所以不得不造業，況且不造業對於擁有肉身的你，實在太過於浪費與可惜。在當下瑜伽的靜坐中學習在當下發現性空，以及在工作中把握當下，明察及選擇各種好的緣起。

無爲而爲的空善合修

在當下瑜伽中，有兩個無爲而爲的重要義理：

一、在當下面對緣起的本質，知道當下的心爲全然的覺知，並且盡量將緣起朝向「善」的方式出發、產生念頭，並在當下落實行動。因爲在當下的心是不執著，知道過了當下就是虛幻，所以實踐的善將會產生不求對方的回報；因爲回報的時間點並沒有在當下，所以，回報也是一種虛幻，這是第一個無爲而爲的義理。

二、如前所言，在當下也是性空的本質，所以，**我們知道在當下時間點的心，處於一切寬廣、無邊、徹底清澈、平靜、透明，屬於「自在」，但是卻能任運產生出各式各樣的念頭，屬於「自由」。所以，心性的圓滿本質是「自由自在」**，這是第二個無爲而爲的義理。

當我們知道每一個當下就是性空時，在我們徹底地了解空性，知道我們原始光明心性具有回歸本源（0）、具有產生每一個念頭的力量（1）、能產生無限種類的念頭（∞，此三者會在第四部中詳述），將以更爲寬大的心來面對各種短暫的緣起。所以，我們的心性能瞬間產生各種念頭，在當下處理各種問題，並在處理完成後，同時在當下又瞬間放下、回歸原本清淨、透澈的原始光明心性。我們的心性能同時自由自在、具有無限彈性、理性、創意，不被束縛、僵化而累積變成某種固定的習氣。

因爲知道每一個當下就是緣起，**知道「善是空的基礎」**，沒有善緣起便無法走向空，而且當心性愈是處於空的狀態，則會對於各種緣起因素更加細膩、敏銳；也因爲更爲敏銳，知道更微細的因緣果報等現象，愈會讓自己更往善的方向前進。

一切都是選擇的問題

然而，只要牽涉到任何緣起，就會涉及二元對立的觀點，可能會發生或許我們做的善行，對於其他人而言，是無法理解的惡行，例如對於修行者而言，認爲眾生皆平等、生命可貴而不想拍打蚊子，然而大部分的人卻會認爲讓蚊子叮咬，是傻瓜的行爲。又好比許多人會認爲畜生一出生就是要給人吃的食物，吃素的行爲是錯誤的，可是我們在物質豐富的社會中，肉吃太多不僅對自己的身體不好（無法利己），還因爲要吃肉所以必須畜養更多動物來給我們食用（無法利他）；而且對我們來說，選擇如何吃只不過是舉手之勞，但對動物來說卻是結束牠們最寶貴的性命。所以，吃素的效益是相當大的，不過很多人不以爲意，除非吃肉已經危害到自身的安全才會改變。

所以，我們會發現只要在處理緣起方面有關的事物，就會產生二元對立的問題，也就是我們每一人對於同樣一件事，因爲過去的個別經驗，而產生不同標準的善惡、好壞觀點，並經常以自己的觀點爲主，來衡量整件事及作法，可是其他人立場卻有所落差，而不以爲然或產生衝突。

既然任何緣起，就會牽涉到二元對立的問題，那要如何做呢？可以不要做嗎？可以勇往直前做了且負責嗎？可以假裝做了卻沒有關係嗎？可以不要做，但是期待有別的因緣來改變嗎？以上問題的答案是：以上皆可。

其實，眞正的答案在於「選擇」本身。在你的生命過程中，各種緣起只要遇到了就無法置身事外，因爲所有的答案，都是其中一種選擇；即使不要遇到本身，也是一種選擇。因爲只要有選擇，就免不了會產生「業」的問題，也就是「業力因果」的狀況。既使你裝作不在乎，也是一種選擇，也是涉及業的問題。

除非你在當下完全毫無感覺，也不會對其他人事物產生一絲一毫的影響；如果是這樣，長期下來你只是一顆石頭，因爲你浪費了生命，不僅無法獲證自己原始光明的心性，並且因爲毫無感覺而可能種下痴的因，帶著痴的習氣轉世，如此你將浪費你的寶貴人生與人身。

我們在生命的歷程中，一定會接觸到各式各樣的緣起及緣滅，只要具有身體，就無法避免業的問題；[1] 如果業是我們必須要去處理的問題，那麼它又變成不是問題，因爲你無法避免。

那麼，如果業不是問題，則選擇似乎也不成問題了。因爲在我們每一個當下進行各種選擇之後，會發現在人生的旅程中，無論你是選擇完全參與或遠離，在生命中遇到的一切業緣，都是自己造成、自己需要承擔的。

不過，**如果業不是問題，那麼，到底什麼才是問題呢？答案是：不了解問題，本身才是問題。**

因爲緣起及業力因果牽涉各種二元對立的發展過程，所以只要是答案，就會有立場、個人觀點的問題；也因爲有立場，就會有二元對立的問題。因此我們接觸到的各種緣起，完全沒有對或錯的標準答案。我們心性的特質在遇到各種事物時，不可能讓我們視而不見，即使當時的心採取視而不見，它也會是一種選擇，既然是選擇，所以也涉及業的問題。

不求回報的施予，將產生神聖光芒

雖然沒有絕對的標準答案，卻會有通用的答案。也就是，可適用在大部分緣起情境的答案。那就是：變成光芒，不求回報的施予。由於我們是不求回報向外施予的行爲，縱然被他人批評，對自己也不會有任何損失；又因爲不求回報，所以泰然自若，喜悅不用建立在別人的表情或各種回應的對境之上。[2]

就如同我們的原始光明心性具有各種能量，當我執形成而個人向外有所求時，這些能量轉發展成爲：貪、嗔、痴、慢、嫉、疑、吝等習氣的能力，因爲它們是心性的一部分，所以根本無法壓抑、遮擋或視而不見；可是能量散發時，不是基於我個人的出發點，而是爲了幫助別人，於是這些能量將成爲紅、橙、黃、綠、藍、靛、紫等色光。

這些色光的發源地，古今中外有太多書籍都引用過不同的描繪來敘述其相近之處，例如以神聖人名稱呼：或上帝、或眞主、或佛、或道祖、或神、或無極老母等；或以神聖空間名之：或道、或法界、或淨土、或天堂、或壇城、或曼達拉、或香格里拉；或以神聖時間命名：或永恆、或寂靜、或寂止、或不變等。無論如何稱呼，爲了回到宇宙萬物最高的本源聖地，在此到處充滿各式各樣不同本尊形象的色光，這些色光被各種歷史、種族、文明、文化、國家依照其所認定的神聖程度，分別給予不同的名字。

這些形象雖然名稱不同，卻有共通之處，就是都一再以光的形色出現在世人面前，並展現出慈悲、大愛的精神。

當我們學習這些色光爲了施予造福他人時，要強化對於空性的態度。我們從事各種自己認爲善的緣起的工作時，如果沒有以空性爲底，極容易迷失在一切緣起業力之中，成爲個人執著的善。也就是你自認爲做了極大的善事，卻可能對廣大的社會民眾帶來相當大的負面衝擊，如此反而造成更大的社會問題及危機，如美國九一一攻擊事件便是一例。

因此，我們要回到以空性爲基礎，如同這些色光的本質是不具有私人我執的。這些色光的形狀將因眾人不同的需求而生，如此才能讓一般人見到、感受得到並產生影響。但是各種色光只是心性中的一小部分，集中重疊便會變成白光，而白光卻來自透明空中，而透明是從黑中而來。**意即空中能顯一切，空顯萬物，而顯現的時間點：就在當下！**

觀想練習

基本式：在當下產生緣起

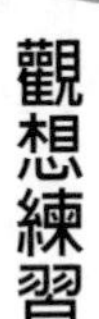

步驟一：開始呼吸作用

首先，最好採用毗盧七支坐法的靜坐方式，因爲這個坐姿可以回收五行氣息，避免過度向外散開，較容易平息自己的心，而感到寧靜。若不行，則可以一般坐姿進行。

之後，開始調整呼吸，展開；深深吸氣、長長吐氣，至少三次以上，直到心逐漸靜下來，並且忘記正在呼吸中，接著展開冥想及觀察心性。

值得注意的是，很多人剛開始靜坐可能就妄念紛飛，而感到害怕；如果念頭還是一再產生，就讓它產生。但是知道念頭產生時，對於當下而言，念頭的時間已經屬於過去式，所以根本不會影響現在的你，因爲它只是過去的經驗及記憶。

如果一再浮現等一下要做什麼的妄念，就讓它產生，但我們的內心卻確實知道這屬於未來，所以在現在還沒有到，因此對於當下而言，這些念頭根本沒有影響。所以，念頭產生時就讓它產生，不需要跟隨它們，因爲它們在當下的時間點是完全不存在的，根本不會影響當下的你。所以，我們本來就一直安住於當下，一方面知道念頭是虛幻，一方面讓心性回歸本源的無比寧靜，這是當下唯一要做且唯一能做的事情。

◇步驟二：進行光合作用

觀想頭頂對面上空，從透明處瞬間出現一道明亮白光，包圍自己四周，明亮遍照一切、無比清淨光明，這道白光是時間的化身。

之後，包圍自己四周的時間白光，再從白光中化現出七色彩虹光包圍自己。我們知道每一個顏色代表一個時間軸，至少包括過去、現在、未來、不定時等各種時間，靜坐片刻。

之後，將代表過去、現在、未來、不定時等時間的色光，又合而爲一，融合成爲白色光芒，並且知道這個白色光芒就是當下時間。之後白色光芒化爲透明，回到原來的地方，靜坐片刻。

靜坐時，去發現**原始光明心性覺受的要訣，達到三者合一：空性回歸、一心專注於當下、覺知各種念頭生滅的能力**。

在靜坐許久、心已經寧靜而即將起身之際，也是心性即將要轉成意識的時候，在這瞬間可觀想由心性生起的各種彩虹色光，由光芒中起念頭，意即在當下起念時，如同從空中起色光，由清淨色光產生清淨的念頭。

如果你已經習慣且熟練當下瑜伽，就沒有靜坐與不靜坐的二元對立觀點，便不會只有靜坐時才會出現上述情形，因爲原始光明心性從來沒有離開過，只是等待被發現。既然如此，並不會有乾淨的地點靜坐才能出現原始光明心性的問題，或是到不乾淨的地點、原始光明心性就會受到污染或不見的問題。既然當下就是在當下，一直存在著，心性的光輝也一直存在，在日常生活中自己可以聰明地選擇是要扮演色光（大愛施予）或色塊（我執納受）角色。

究竟式：當下證悟空性

步驟一：開始呼吸作用

首先，最好採用毗盧七支坐法的靜坐方式，因爲這坐姿可以回收自己的五行氣息，避免過度向外散開，較容易平息自己的心，而感到寧靜，如果不行則可以一般坐姿進行。

之後，我們開始調整呼吸，展開：深深吸氣、長長吐氣，至少三次以上，直到心逐漸靜下來，並且忘記正在呼吸中，接著展開冥想及觀察心性。

我們透過時間的概念來觀想心性。先觀察過去、再觀察未來，之後將心停在現在。也就是說，我們會發現念頭浮現時，觀察屬於過去式的念頭已經走了；觀察屬於未來式的念頭又還沒發生；在過去的已經過去，未來的還沒有來，就在此刻就是當下。

接著，我們再次進一步觀察：上一個念頭已經過去（過去時間），下一個念頭還未生起（未來時間），這個中間（現在時間）是什麼？

之後，我們練習將時間點切得更細。當我們熟練到已經可以讓心靜下來，接著我們需要將上述的過去、現在、未來切分得更加微細，讓自己對於心的覺察更加微細。所以，在切分到無法再細分的情況下，會發現心是處於當下的不動處。

步驟二：進行光合作用

當我們完成上述練習，在當下自己的心性安定之後，現在要觀察的是心性並不是完全空無一物。如果處於空無一物，可能會種下痴的因，而完整的心性是在安定的空性中，能產生無數念頭的能量。

我們不要怕念頭，因爲念頭是心性所生，也會回到心性，重點是了解心性的完整能力。從另一個方式來理解念頭與心性的關係，有助於在當下回到自己心性的本源，就是如同海浪一般，即使滔滔不絕、澎湃洶湧，也是從大海來，也會回到大海去。心性如同大海、念頭如同海浪，海浪是虛幻，在當下不需要跟著海浪隨波逐流，因爲它會回歸大海。

但是，我們要知道大海的廣大如同心性，以及大海能產生無數的海浪，如同心性能產生無窮的念頭，這是原始光明心性相當寶貴之處，如同我們的心性，也是在當下就能了解。

在靜坐當下找回自己的原始光明心性，當下並不是空無一物，而是因爲最原始的心性具有帶動原始微細氣的能力，因此我們能夠感覺到自己內在及外在宇宙世界的一切連結。

了解以上的道理後，接著，我們觀想自己全身當下（瞬間）化成一道垂直的彩虹光。在身體中央，冥想過去的時間化成一道彩虹光，垂直的位於身體的左邊；冥想未來的時間化爲一道彩虹光，垂直地位於身體的右邊，所以身體中央、左右各也有三道垂直彩虹光；之後，三道彩虹光融合成爲一道彩虹光。

之後，進一步觀想，當下外在宇宙現在、過去、未來的時間各化爲一道彩虹光，三道彩虹光融合之後，包圍身體外圍。

接著，身體的彩虹光與外在的彩虹光合而爲一。之後，彩虹光轉爲白光，白光轉爲透明，透明與黑色是相同的，在此靜坐片刻。

起身時，觀想從黑色與透明中，以及從自己的頂輪、眉心輪、喉輪、心輪、臍輪、密輪、海底輪等七輪，當下同時向外展現、發散清淨白光，從明亮白光中展現七彩的彩虹光，彩虹光布滿全身，往外再次圍繞自己，這些彩虹光的能量來自於過去、現在、未來三個時間向度能量的集合，合爲永恆的力量。因爲時間不變，所以能量呈現出完全堅固、安定不變的性質。

由於這是宇宙所有時間總集在當下的光能量，沒有任何人事物的力量能與這三個時間總集的光能量相比。也因爲所有的緣起現象都只是其中一點點時間的片段，所以這三時總集的光能量對於各種緣起無堅不摧、能滿足一切。**在日常生活當中，因為你的周遭都會接觸到你（心靈及身上）三時總集的虹光能量，而這些人事物都能喜悅、安定、自在、寧靜、圓滿一切，為自己及他人帶來無限正向的光明。**

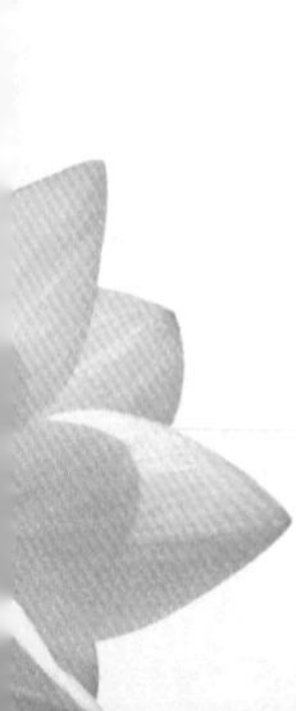

空色瑜伽

功效

空色瑜伽在白天和晚上都適合觀想，具有以下功能及效益：

一、了解自己的原始光明心性已經包含了「欲界天」及「色界天」的能量，擁有一切能變化顯現的可能性，而一切變化的基礎是空性，所以一切變化不會影響自己的心性，進而開啓至極智慧之門。

二、因爲知道「空色不二」之理，各種創新、創作、創造都是出自不一樣的念頭，而念頭來自空性。既然是空性，念頭便是廣闊而不受限的，故而念頭可出現各種的可能性。所以，了解空色不二將產生無比的創造力。

三、明白「空色合一」，將能培養出更爲敏銳的觀察力及果斷的決策力，因爲知道自己生活上遇到的各種狀況，其本質爲空，但顯現爲色，且空及色相互影響，因觀察愈來愈細微及明晰，故將培養出更爲敏銳的觀察力和決策力。

四、明白「色即是空」的道理，心將獲得自在，因爲知道生活上遇到的任何形形色色，都是因緣而生，其本質是空。因看透許多生活事物，生活上更爲安全、安定，故內心容易產生喜樂，能開啓更多生活上的智慧。

五、知道「空即是色」的道理，心將獲得自由，不會被自己固定執著的思維限制，將更積極地工作及生活，因爲知道我們本性的空不是無，而是能生一切萬物的所有潛能。如此，即能發揮生命潛能，積極面對各種生活上的緣起現象，改變人生。

六、因爲透過本法對於「空色」及「色空」交互的練習，當悲傷、生氣等心情起伏過大時，或是心智相當混亂時，具有瞬間即時產生安定或找回原本心性的強大功效。

七、比起其他功法，本法更易學習、記憶，地點更爲不拘，隨時隨地即可修持，相當方便。

啓示

在龍樹菩薩所著的《般若波羅蜜多心經》中，[1]開頭有段著名的文字：「觀自在菩薩，行深般若波羅蜜多時，照見五蘊皆空，度一切苦厄。舍利子，色不異空，空不異色，色即是空，空即是色，受想行識，亦復如是。」這是觀自在菩薩在深度靜坐時，對於自身原始光明心性的重大發現。我們在此以這一段重要內容作爲空色瑜伽的基礎。

照見五蘊皆空中的「照見」爲何意呢?其實，照見包括「照」及「見」兩大部分：

一、「照」就是「覺知」的「能力」，也是「能照」「能見」的意思。覺知是來自原始光明的心性駕馭最原始微細氣能的過程。當我們的心不平靜、擾動時，便由原始光明心性帶動微細的氣息，由氣帶動化學元素、神經、感官進行全面性的覺知。

二、「見」爲「被照」到的「對象」，「被覺知」到的「對象」。如同我們在太陽瑜伽中介紹的，我們的心性如同太陽及太陽光，太陽光會從太陽散發出來，如同念頭從心性的本源而來，而各種念頭及其生滅的現象，就是被心覺知到的對象，如同見到太陽光的產生及消失都是屬於自己的一部分，太陽光本身就是被覺知的對象。然後發現一切都是圓滿且透明，因爲所有見到的念頭對象，本質都是透明空性。

照見五蘊皆空，是因爲當圓滿無缺的心性，牽動圓滿全面的氣，見到過去在五蘊中所儲藏的各種習氣、情境都是片段不全的，因爲在過去當時的心爲執著部分片段，而牽動著氣形成的畫面，這些都是屬於二元對立帶來的片段虛幻情境。所以，當心完整之時，我們知道所見的這些情境，都是由五蘊形成的對境，然而一切對境都是由空性而來，**所以色即是空**。

當我們知道原始光明心性具有駕馭微細氣息的能力，這些能力會產生意識及念頭，進而牽動眼、耳、鼻、舌、身等五根及相關器官，產生作用並與外在連結，產生色、聲、香、味、觸等五塵，**所以空即是色**。

因此，「色」由心中的欲望及欲望的對象所形成。因爲基於心的我執，產生氣的擾動，向外對於外境的貪求，以及找到被這貪欲所追求的對象，而形成色。因此構成色的條件，包括：心想要及被要到的對象，或是心能執及所執的對象。

此外，也可以說在每天的生活中，白天見到太陽及太陽光，是因爲從太陽空中能散發本質透明的白色陽光，白色陽光能進一步分出七彩色光，如同原始的光明心性，從空中能顯一切。因此，**太陽及太陽光在白天已經告訴我們空即是色的宇宙義理**，心性的本質有二：「空」以及「能從空中顯一切虹光」。

到了夜晚，我們會見到月亮及月光，告訴我們另一個色即是空的宇宙義理，因爲月亮本身沒有光，而只是反映太陽光，太陽光在此扮演著緣起的角色，只要太陽光強、月光就會強，太陽光弱則月光跟著弱。月光看似具體顯現、照亮夜空，對於月亮而言卻屬於空的本質。如同各種念頭只是由因緣而生、由因緣而滅，對於原始心性而言毫無影響，這是宇宙中色即是空的道理。

觀想練習

空色瑜伽只有一式，它的基本式也是究竟式。

步驟一：開始呼吸作用

首先，最好採用毗盧七支坐法的靜坐方式，如果不行則可以一般坐姿進行。熟練之後，站著、坐著、躺著、工作時、休息時皆可練習，而且旁人並不知道你正在練習。

現在，我們開始調整呼吸，深深吸氣、長長吐氣，至少三次以上，直到心逐漸靜下來。之後，忘記呼吸，接著展開冥想及觀察心性。

步驟二：進行光合作用

首先，閉上雙眼。接著，在閉上雙眼的黑色屏幕中，我們是否能見到各色紛飛的色光，顯現的是何種畫面呢？如果心尚未靜止、過於紛亂，可再次嘗試以下的引導：閉上眼睛，在黑色的屏幕中，逐次見到三角形、四方形、圓形、半圓形，然後停住、安靜地停下來。

之後，在黑色的屏幕中，看看我們見到的形形色色，是什麼樣的顏色及形狀？

之後，進一步分析看到的畫面，這些畫面似乎與你過去的生活經驗有關，因爲有時候大腦因爲靜下來時，會冒出先前較爲難忘、難捨、想追求、具強烈性、衝擊性、震撼性的念頭，並由這些念頭構成你所見到的各種形色畫面。然而，某些人比較習慣在日常生活中將心安靜下來，因爲平日的念頭衝擊較小，比較不會見到畫面，但是透過引導還是會出現各種形色畫面。

接著，可以更進一步細膩地分析及觀察，重點是這些「形形」與「色色」的畫面，是從自己「欲界天」及「色界天」的能力所形成。也就是說，**當心產生欲望、想要追尋對象的能力為欲界天的力量，因欲望而形成對境景象的能力為色界天**。

所以，透過這個觀修，便可完全知道自己原始光明的心性具有通達欲界天及色界天的能力，但這些能力卻只是原始光明心性部分的片段，**因為我們是從空性中顯現欲界天及色界天，所以空性才是一切根源的基礎**。

明白了這個道理之後，無論屏幕中的形形色色如何顯現，都不會影響想要安靜下來的心，因爲它們隨著念頭起、隨著念頭落，從空中起各種形色，爲空即是色；各種形色又將瞬間消失於黑色屏幕中，爲色即是空。在了解空色不二的心境中，靜坐片刻。

了解這個道理之後，觀想在黑色的屏幕中（不用懼怕黑色，因爲黑色代表透明），從透明中產生一個逐漸明亮的白色光點，如芝麻般大小，白色光芒十分明亮，照耀雙眼中黑色屏幕裡的各種畫面。屏幕中各種形形色色的片段畫面及自己的身體，都完全融入其中，並且跟著發出白色光芒。

之後，屏幕中全是白色光芒，在光中靜坐片刻。

如果你覺得白色光芒過於耀眼，可以將光芒收回至白色光點中，白色光點再瞬間消失於透明中，以黑色表示，並靜坐片刻。

在起身時，需要知道如果在閉上眼睛的時候，可見到在黑色屏幕的形形色色，那麼，在張開眼睛時，所見到的形形色色及其形成的原因，也是一樣的道理。我們可以帶著這樣的觀點去過生活，一天二十四小時從未離開過，無論是閉眼睡覺做夢、醒著張開雙眼工作、休息、上課、上廁所、打電腦、看書、與人交談，都是如此。

從空色瑜伽中，我們知道「所顯一切為空」且「空能顯一切」的「空色不二」及「空色合一」的道理。同樣的，不只是空色瑜伽，我們也可以進行空聲瑜伽、空香瑜伽、空味瑜伽、空觸瑜伽、空法瑜伽等練習，都是一樣的道理。

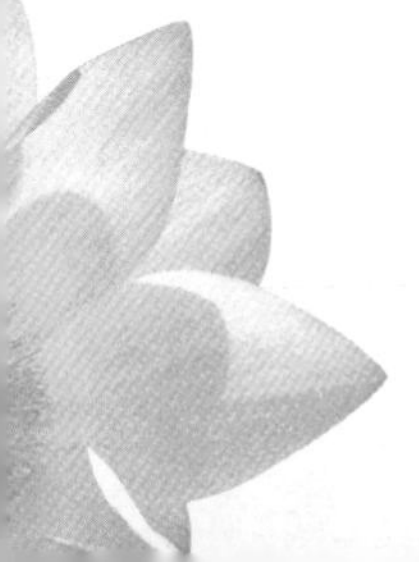

第三部

光壇城

療癒心靈的光壇城

「光壇城」是透過自己的心建造出一個壇城，再導引光進入自己的內心壇城，以光能賦予無限能量，具有協助人們圓滿一切希望、療癒心理缺口等效果。

以下的光壇城是三種具有心靈療癒的方法，與上述六部光瑜伽的不同處，在於互補及進階的效果：

一、「習氣之輪」具備讓內心具體畫出習氣及發現習氣的作用，也可作爲進入光瑜伽前的基礎課程，尤其是對於自己習氣的辨認及掌握不是很清楚的初學者，可直接練習習氣之輪的各項內容。

二、「時間之輪」與「神聖之輪」療癒法，則是光瑜伽的進階課程，這兩種療癒法更爲具體、深入、詳實地引入光的加持，並且同樣是以證悟空性爲至極的智慧目標。

這三種光療法需要紙筆等工具，也受限於繪圖場地，需要的時間也較長，所以，這三種光療法可以室內的練習爲主，而光瑜伽則以戶外練習爲主。

何謂壇城？

壇城也稱爲「曼達拉」，梵語爲「mandala」，在古印度爲「圓滿具足一切」「聚集一切」的意思，也表示「宇宙眞理的場域」。此外，壇城在對外的表徵上爲「一切諸佛聚集之地」，對內表徵個人爲「心性的本質原本便圓滿具足一切」。

「心壇城」是什麼？心壇城是說明我們用意念認識的宇宙事物，其實只是個人唯心唯識及萬物由心所造的場景。然而，自己的原始光明心性原本圓滿不缺如同清淨壇城，而我們只是因爲某些原因，暫時性地忽略、遺忘或被迷惑住而已，這是因爲剛開始時對於某些事物產生我執，使得原本圓滿無缺的原始光明心性產生缺漏。

透過光療喚回圓滿無缺的光明心性

我們便要透過光療法，將清淨光引入壇城中，爲原本圓滿不缺而自己誤認爲殘缺的傷口、漏洞、遺缺等，進行光療、填滿、修復。換句話說，你在練習過程中，即使是不圓滿的「習氣之輪」「時間之輪」及「神聖之輪」，或是已達到圓滿無漏的結果時，內心都是光之壇城。[1]

然而，「輪」的意義與作用又是什麼？輪的梵語爲「chakra」，其實輪與壇城之意相近，但此處爲何不用「壇城」或「曼達拉」呢？主要是爲了表達動態、輪轉或輪迴之意，因爲原始光明心性產生意（意識、意向等），導致在宇宙各空間中一再流轉。然而，某些被稱爲神等名稱的救度者，也是另一種輪，是爲了救度眾生產生的動態輪轉。此外，我們身上也有很多因爲自己的意及習氣凝結產生的輪，稱爲「脈輪」。脈輪爲心氣的聚集處，因爲由心帶動與凝結，故修行者以清淨心帶動清淨氣，淨化脈輪形成清淨身。

習氣之輪

「習氣」對於我們的原始光明心性並無幫助，唯一的幫助就是知道那是自己的一部分。習氣剛開始是因爲執著於事物特定、局限住的部分，又長時間將這些特定的氣息累積起來，成爲習慣。

功效

我們可以將習氣以回收再利用的概念，轉爲習氣之輪的功法，像是心性的「垃圾變黃金」方法，也就是對習氣的煉金術。練習習氣之輪，至少有以下功能及效益：

一、明察辨析，發現自己的習氣。

二、了解時間有限、人生苦短，盡力但不執著所關心的事物。

三、能掌握有限時間且有效利用。

四、會發現不清淨的習氣與清淨的氣息具有相似的本質。
五、開啓通往至極智慧之門。
六、以光能量化解及協助滿足一切所求。

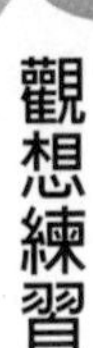

觀想練習

一、觀想你在這一世的生命中，最想完成的、最重要的一件事。請先想想在自己有限的生命中，在往生之前最讓你掛心且最想要完成的事是什麼？確定後繼續第二個步驟。

二、請回答下列問題，並在圖8的直線中選擇定點，開始繪製自己的習氣之輪。直線上的五個點是依照程度不同而分，分別表示爲1至5分，程度愈高表示分數愈高，愈高者愈往外面選擇定點。

·**題目**「1」：你有多想完成這件事？請於「1」直線上依照程度選擇定點。

·**題目**「2」：如果你用盡各種辦法，還是無法完成時，你會有多生氣？請於「2」直線上依照程度選擇定點。

·**題目**「3」：如果這次無法完成，你會多期待下次再有機會完成？請於「3」直線上依照程度選擇定點。

·**題目**「4」：完成這件事之後，你會比其他也想完成這件事的人擁有多大的優越感？請於「4」直線上依照程度選擇定點。

·**題目**「5」：如果你無法完成這件事，卻被競爭對手（或其他人）完成了，你

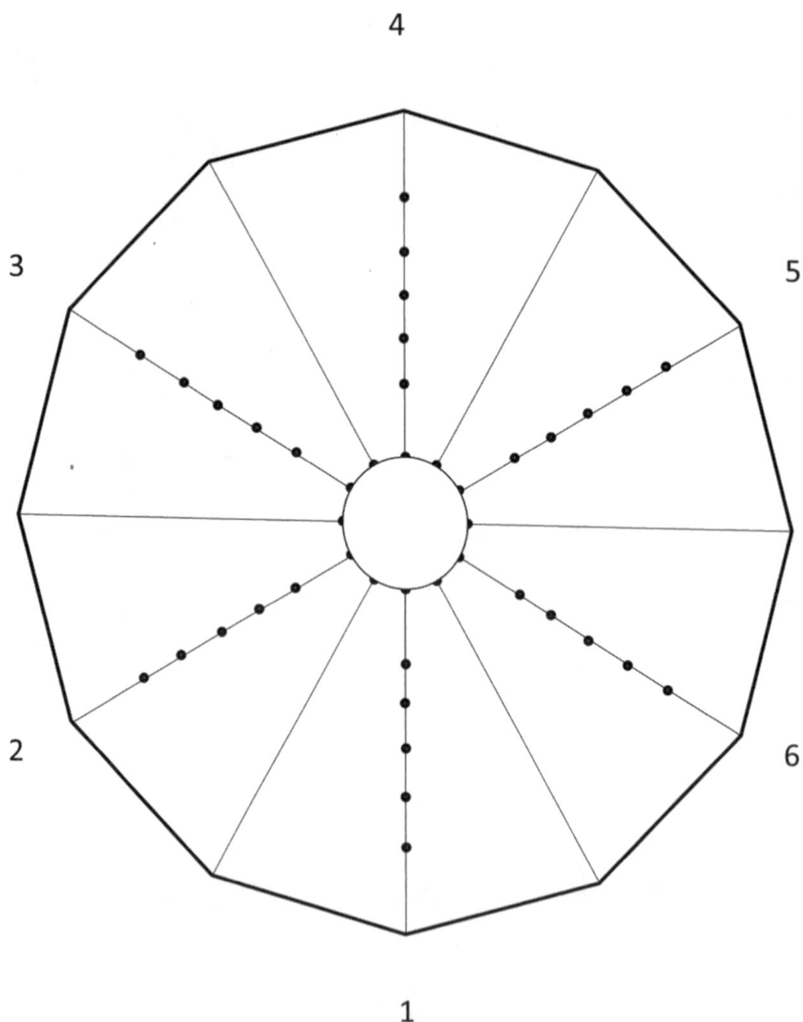

圖8 「習氣之輪」空白壇城輪圖

「不」高興的程度有多大？請於「5」直線上依照程度選擇定點。

·**題目「6」**：這件事情正好也是競爭對手（或其他人）要完成的任務，你「不」願意幫助（或與他人分享）的程度？請於「6」直線上依照程度選擇定點。

三、繪製個人習氣之輪。從「1」至「6」每一條線中間有另外一條直線，這直線與圓形相交有一個點，請將你在「1」至「6」每一條線上依照程度選定的點，與此點相連、拉線，形成放射狀圖形，如圖9的示範爲假設每一個問題都是五分時，所畫出來的圖形。

四、為習氣之輪上色。如上述完成一個放射狀的個人習氣之輪之後，你也可以選擇在共計六個三角形內上色，便會有不同的顏色。而上述是詢問你最想要完成的一件事，若時間允許，你也可以在同一張空白的個人習氣之輪上繪製三個或數個最想要完成的重要事情，而且每次都要依照上述順序完成。

五、進行光合作用。面對自己繪製的習氣之輪，觀想在自己心中有一道圓滿、體性透明、充滿能量、包含所有顏色遍照一切的白光，融入自己的習氣之輪。

習氣之輪內所有的內容，都因爲圓滿的光及其帶來溫暖無比的熱、能遍照一切的力，而開始自焚燒盡習氣之輪內的各種形形色色，以及產生形形色色的欲望。因爲「質能互

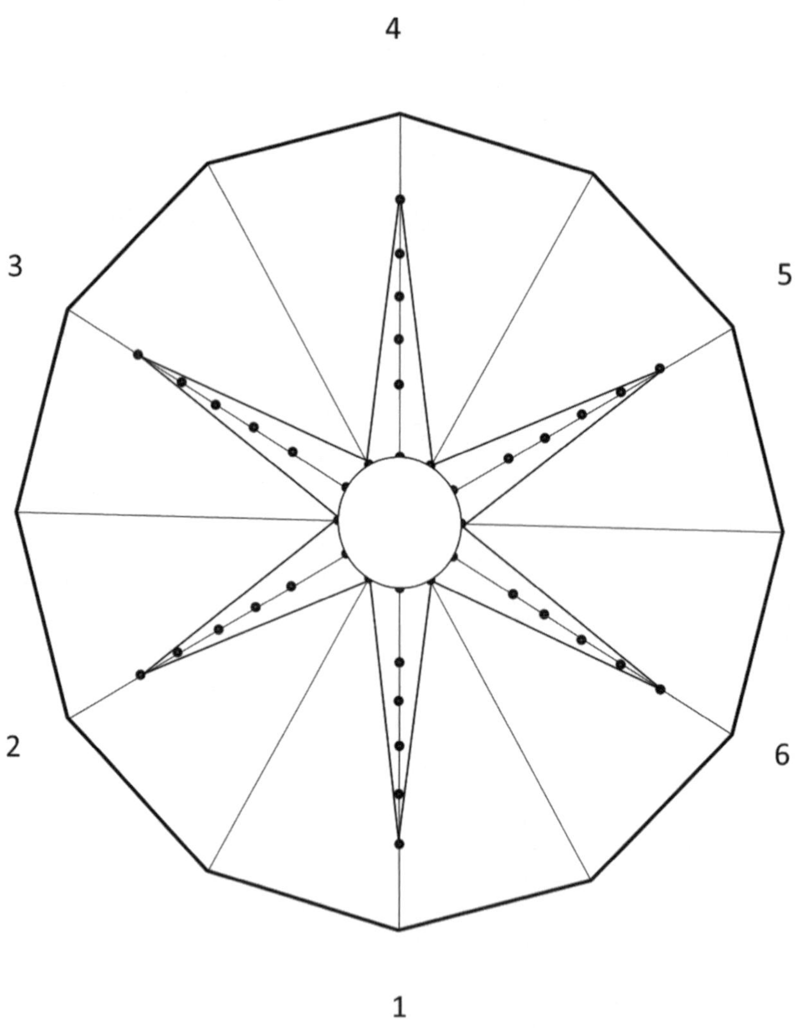

圖9 「習氣之輪」（五分）示範

換」產生能量，輪內完全焚燒、化爲灰燼、灰燼又完全化空，並觀想因爲化空的關係，輪內的願望都完全獲得滿足。當自焚的不圓滿光與圓滿光合爲一體，直到習氣之輪化爲空性，只剩下大圓滿的光。

最後，再將大圓滿的光收回自己心中，自己也化爲透明空性，在此靜坐片刻。起身時，知道我們的心性：體性透明爲空而包含一切，自性爲明而能穿透一切；知道自己因爲空性及明性而能遍滿一切各地。

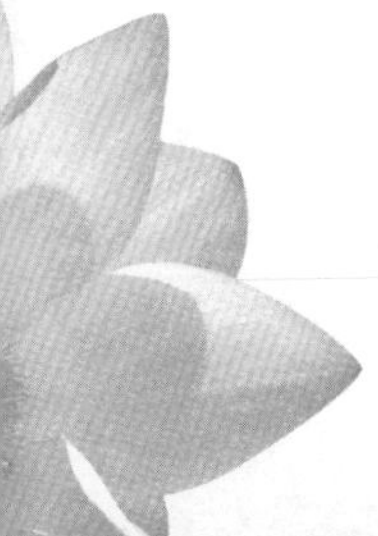

啓示

在個人的習氣之輪中，題目「1」爲貪欲的特性；「2」爲嗔怒的特性；「3」爲痴心的特性；「4」爲傲慢的特性；「5」爲嫉妒的特性；「6」爲吝嗇的特性，而每條線分數愈高者，表示該項特性的程度愈高，並可進一步分析，每個人產生這些不同放射狀圖形的習氣之輪，以及造成的原因。

完成習氣之輪的觀想練習後，若你深深沉澱一下，觀察自己的內心，便會有相當重要的體驗及發現：

一、這些放射的習氣會隨不同的事件而不同，就像太陽光在每個時刻都不太一樣。

二、由習氣造成的放射狀，如同太陽光是從太陽而來一樣，念頭、習氣也是從原始光明的心性散發而來。

三、既然習氣是由心性幻化而來，放射出來的樣子就是隨著遇到的事件而有所改變。既然會有所改變，就是虛幻、不眞實的變動而已，更重要的是要去了解原始心性的狀態。

四、因爲各式各樣的念頭、習氣都會由原始心性中產生，換句話說，原始心性的狀態是包含全面、完整、圓滿的一元性（空、明、能生一切的絕對本質），造成不完整的缺失，是因爲自己的無明、我執及產生二元對立（善惡、好壞、對錯等相對主張及判斷），而原始光明心性的完整性，如同太陽一樣，其本質爲透明、本性明亮，又能幻化各種色光。

五、習氣不需要也無法壓抑、遮掩或視而不見，因爲它們是原始光明心性的一部分，但不是全部。

如果發現，你完全一片空白、停止思考，未見到能產生各種習氣的能力，卻以爲體驗到心性，便是種下痴的因；而討厭自己的習氣認爲應該去除，是種下嗔的因；喜歡自己的習氣，則種下貪的因。

習氣不需要、也無法遮擋或壓抑，因爲每一次抑制的結果，只會讓它產生更強烈的記憶，即使暫時壓制以爲沒事，它也會轉爲潛意識，在你意志力薄弱、無法自我覺察時再度顯現。但是我們必須要了解，一再強化自己的習氣是否有任何正面的功能或意義？習氣造成自己的快樂，還是痛苦？以及是什麼根源讓習氣一再散發？

如果爲了自己而發散習氣，會造成只是一再追尋永無止境的缺漏及不圓滿。缺漏因爲是缺漏，再怎麼追尋還是永無休止。但是，追逐的起始點在於心誤認爲有所缺漏而開始展開，如果知道自己的原始光明心性原本就是大圓滿、完全沒有任何缺漏，便會停止在對境上永無止境的追逐，因爲**我們要圓滿的是自己的心境，而不是對境**。

然而，在此我們要進一步延伸討論一個問題，在世界各地見到各式各樣形象、不同名稱的「神」，祂們是否也有自己的習氣之輪呢？

神也有習氣之輪嗎？

當神爲了要救度人們時，也會有貪、嗔、痴、慢、疑、嫉、吝等習氣（不然如何與你溝通，又如何來協助你？），甚至遠比一般人還要強烈，只是祂們啓動這些氣息來產生行動，是爲了救人，而不是因爲我執及追逐對境，如爲了救度眾生，產生貪心而赴湯蹈火犧牲自己；對於損害其所保護眾生的任何對象，產生嗔怒的力量而打退這些對象；對眾生產生痴心，是因爲希望眾生能夠受到保護，開啓智慧等。

但是，祂們與眾生的習氣不同之處，在於不是爲了自己，而是爲了別人；不過，在「完全無他我執」以自我利益爲主，一直到「完全無我利他」以他人利益爲主，兩端之間，因爲清淨的程度不同，在層級上便有所不同。有少數的祂是完全的無我利他，不需要你的回饋。但是，有許多祂可能是需要有求於祂的人進行回饋，只是回饋的內容、程度及重點有所不同，有的很簡單，只是希望多讚美名號，有的本身不圓滿，需要你的食物、衣物等供養，有的看似在幫你，但要你累世的陪伴等。所以，我們得相當慎重地處理。

然而，只要是以利他、施予他人、幫助他人爲主，且無我執交換的祂的力量，在古今中外、全世界各地被發現時，幾乎都有一個共通現象，就是因爲「施予」，故以光及光的形式出現。

另一方面，如果發現這個外在力量的我執過於嚴重時，則不會以光的方式出現，相反的，我執嚴重並無利益他人之心，屬於需要「接收」外在力量的性質時，大多以「黑影」的方式出現。

所以，「施予」的力量產生「色光」，「接受」的力量產生「色塊」。

你是色光還是色塊，取決於施予或接受

宇宙中所有的發光體如太陽光，就像是施予的性質，毫無私心普照大地，孕育一切生命的成長，從透明中形成白光，碰到轉折點再形成紅、橙、黃、綠、藍、靛、紫等有顏色的光芒，各種色光分別去幫助符合需求的各種生命對象，這是「色光」的「施予」性質。然而，任何物體遇到太陽光，會吸收自己需要的某些色光，把不要的反射回來，於是我們見到物體的顏色，這是「色塊」的性質，屬於「接受」的性質。

我們將具有施予性質的各種色光混合在一起，會變成白光，然而白光從透明而出，透明又從黑暗而出。但是，只要我們也將各種屬於接受性質的色塊混合在一起，出現的顏色卻是污濁的黑色；然而這污濁的黑色，其實一樣也是從黑暗中產生。

不過，同樣都是從黑暗中產生，同樣都是從無中生有，不同的是一個因爲施予的付出形

成白光及各種色光，而另一個我執的接受卻形成色塊及污濁。

因此，我們從宇宙的經驗可以知道，幫助他人是光明。幫助眾生的外在力量，可依照其貪、嗔、痴、慢、疑、嫉、吝等習氣，轉變成幫助他人的紅、橙、黃、綠、藍、靛、紫等「色光」，而且這些色光重疊在一起，便是白光，且白光又從透明中產生，這就是我們原始的心性特質。

另一方面，過於我執、利益自己是黑暗，我執的力量則將原本是紅、橙、黃、綠、藍、靛、紫等色光變成「色塊」，而且將各式各樣執著的色塊重疊在一起時，就變成完全污濁的心。所以，在此有個重要的啓示，就是不管你自己的心性是否已達到至極圓滿的智慧，幫助他人與獲得智慧都是同樣重要的過程。

從無量光看見空性智慧

當你的心已經完整圓滿時，你會發現心的氣息將與完整的外在相互融合，一方面靜置在完全的寧靜當中，一方面又變得無可限量的廣大。這是因爲你的心不會被狹小、微不足道的問題所擾動，也不會在擾動後放射出局限、粗重的妄念，反而會因覺知一切而感到一切圓滿。

因此，對於原始心性的觀察，我們完全不需要刻意去做。因爲在此時，你一方面會覺得自己的原始光明心性因爲寧靜而回歸爲透明的「空」（可用「0」表示），且心將具有無比的「明」力（可用「1」表示），能專注在心的原始狀態，注意到每一個剛產生的氣（念頭）；且心因爲不被受限，故而氣（念頭）能「遍滿」一切可能（可用「∞」表示）。

在此，你的原始光明心性之所以無限廣大，是因爲「空」性歸「0」，是回歸本源而無法計算，爲無量；因爲「明」性爲「1」是完整的力量，故而無法切分度量，爲無量；因爲「遍滿」是「∞」無限的各種可能，故也無法計算而無量；又因爲本書是以光作爲心性的引導（以及我們的神是以光的形式施予給眾生），所以，三者合爲「無量光」。意即我們原始光明心性的本質，就是：無量光。

雖然心已經不會因爲我執的狹隘而發射出局部的氣（念頭），但需要了解心與氣都是同時完整、圓滿的存在。如果將自己的心過於放在「空」上，將不只無助於眾生，而且不小心就容易產生「痴」的因，並種下轉世輪迴的另一個起始點。這就好像會誤認爲自己一直處於定中，但究竟是定在何種「空」便不容易辨別，而且將心定在此處更無法對其他人有所幫助。

此外，如果過於專注在「明」性而缺少空性時，相當容易對「明」性產生執著，因爲執著追求的心也會相當專注，而形成另一種「有」以及我執，並因此與信仰的眾生產生特殊因緣及共業。

同樣的，對一般修行者而言，如果過於追求明性，而忽略實修空性，可能會經常修持各種法門來強化或保持自己的力量。因爲刻意追求明性，當外在環境造成自己的明性有時候比較弱時，就容易產生心慌意亂，甚至消極退轉的現象。

在一般個人方面，僅僅追求明性的力量，就如同社會上許多事業有成的名人，在追求目標時相當專注，面對各種境界時臨危不亂、處變不驚，對於當下的各種念頭了了分明，所以容易完成想達到的目標，如功名、事業、財富等；但是因爲對於空性了解不足，幾乎都是出自執著「有」的追求，這些力量有時候強大到使命必達，但終究只是將明性用來強化原有不圓滿、具缺漏的心性而已，還是永無止境的追逐，並且當緣分不足之時，難免有力量減弱及感到無助與惶恐的時候。

當我們將心性調整成「空」「明」「遍滿」三者合修的狀態時，**因為「空」而回歸本源、心不動搖，屬於圓滿智慧（大智）；因為「明」而具有強大穿透力，能調伏一切外境與眾生，屬於圓滿力量（大力）；因為無邊際的「遍滿」各地轉為無限的化身，無我執的救度眾生，屬於圓滿悲心（大悲）**。

也就是說，空性由智慧所成，明性由方便所成，遍滿由悲心所成。我們透過智慧來成就自己或他人的空性，爲了要方便度化一切有緣的眾生，而產生明性，因爲悲心之故，爲了完成救度眾生的願力，眾生能到之處就是自己所到之處，而遍滿各地。於是，我們從「空」中產生了「光」、由光形成各種形形色色的「色光」，當任務完成後，這些形形色色的色光又會回歸一切光的本源，變回透明空中。

時間之輪

從世間的眼光來看，全世界最可貴的就是時間，因爲時間無情，總是一逝不再回；然而時間也是最虛幻的，因爲上一秒已經過去，而既然過去就是虛幻的了，而下一秒尚未來到，既然未來尚未來到，也是虛幻的了。那麼，現在看似是眞實的，因爲能抓住的只有現在的時間，可是它又是由各種因緣所成；既然是由各種因緣所成，不同的因緣組成就會有不同的現在狀況。所以，現在的時間也是虛幻，但卻有一個眞實，就是：現在時間由各種緣起組成，既然現在是由各種緣起組成，過去及未來時間也是如此，這就是宇宙的眞理之一。

雖然現在、過去及未來的時間都由各種虛幻的緣起組成，可是我們用什麼存在且經歷這些時間呢？只要是虛幻，應該當下就泡沫化，而不可能將時間連續下來，所以從非世間的眼光來看，應該還有一個從來不變的心性爲空性，這也是宇宙的眞理之一。

我們透過地球及宇宙的轉動，從過去、現在到未來都一直在進行各種緣起；因爲緣起，我們在轉動的時間中無止境地造業，所以，如何造善業是關鍵。因爲時間是虛幻，如何覺察到自己永恆的心、且以此來參與各種活動，也是重要的關鍵。

功效

了解時間之輪，就是明白世間時間的性質是永恆變動、虛幻及緣起的性質，非世間的時間就是永恆不變、眞實及性空的特質。了解時間之輪有以下的功能及效益：

一、世間時間是虛幻，唯有當下才能實踐一切可能性，要趨吉避凶、功成名就、淨化各種緣起過患、開啓智慧之門，都在當下。

二、讓我們了解宇宙時間的道理，進而開啓至極智慧之門。

三、在時間之輪的「宇宙能呼吸法」中，身體就是一個宇宙，一次呼吸就是一個宇宙循環的過程，以此淨化自己的身心靈，並與宇宙本源連結，滿足自己的願望。

四、完全了解緣起及性空，讓自己的原始光明心性獲得永恆的自由及自在。

五、啓示我們每天、每分、每秒的行爲準則，能立即獲得效果，逐漸改變人生命運。

六、分析我們每日所處的外宇宙（外在環境）運作，也分析自己體內宇宙的氣流，中間以身宇宙作爲內、外宇宙的連結器，你會發現內宇宙自外宇宙而來，並且誕生出身宇宙。當身宇宙功能逐漸尙失，將會瓦解，回到外宇宙而內宇宙同時也會回到外宇宙。然而我們的原

觀想練習

我們先來繪製時間之輪。空白的時間之輪，如圖10所示。每一個時間之輪的輪軸點都以一個小時爲單位，共有二十四個時間軸點。以下開始繪製順序：

一、**回想與記錄在二十四小時內發生的事情**。請花一些時間，回想從現在這個時間點，往前推到二十四小時之內有印象的事，而且要以你周遭發生的事情爲主。例如現在是晚上十九點，你開始回憶，繪製時間之輪。如果眞的無法精準記憶，模糊些也沒有關係，但還是盡量回憶，並按照各個事件發生的時間點往前推，回溯在十八點、十七點、十六點、十五點……發生的任何事情，並將關鍵字句寫在各輪軸點數字外的空白處。

如果是晚上睡覺的時候，請盡量憶起大約在幾點做什麼樣的夢境，但因睡眠中較難確定時間，若無法確定，則可以將做夢時間分成即將起床前、睡眠中、剛入睡時，但還是盡量寫出夢境的關鍵字，因爲夜晚與白天同樣都是構成時間之輪非常重要的一部分。

二、**標示上述各時間、各事件中相關的人、地、物等**。在各個時間的軸點上，在已標示的事情旁邊，進一步運用關鍵字記錄這事件相關的其他人、發生在何處、簡單描述畫面，以及發生時是否有相關的重要物品等。

三、**上色**。爲每一個小時的輪軸點上色，若用顏色象徵、表示每一件事情，那麼這個

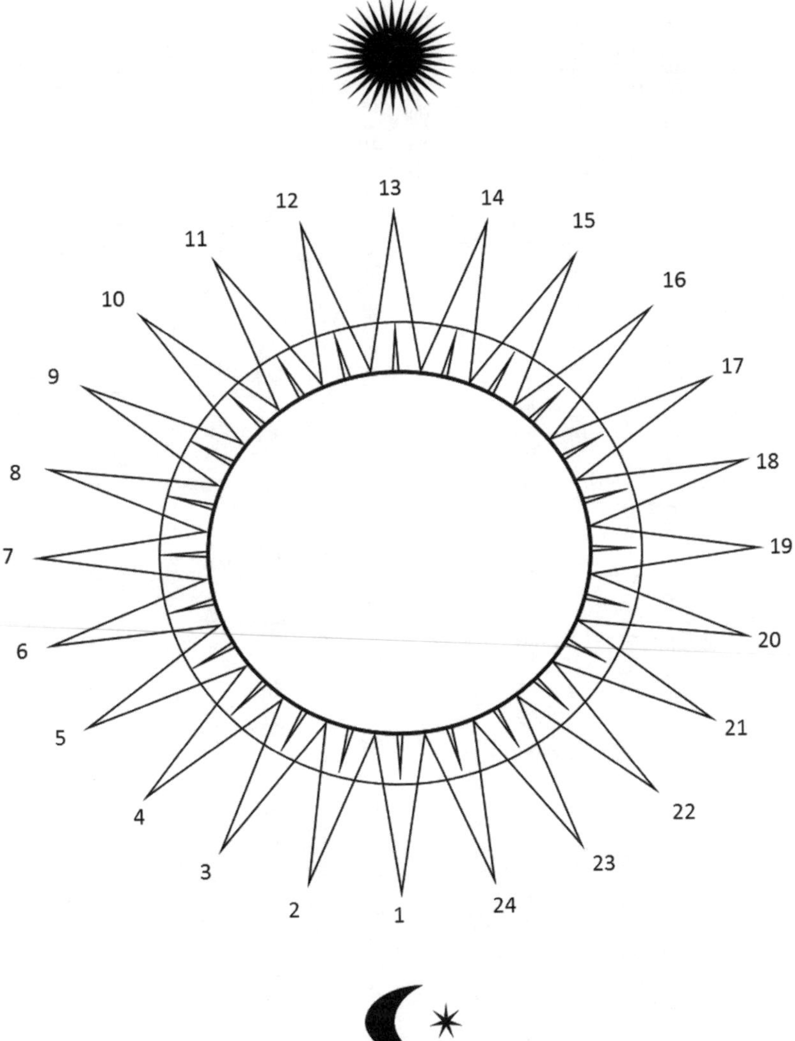

圖10　「時間之輪」空白圖

時間發生的事情會是什麼顏色呢？我們可以塗在三角的輪軸內，可用單一色彩或自行配置多種顏色皆可。

四、分享你的故事。繪製完成後，向大家分享在每一個時間之輪的軸點上，所發生的事件與相關的人、事、時、地、物（如果只是單獨一人，可獨自逐一回想、覺察及分析），也可以再想想：這些事情發生的原因爲何、當時的感受，以及之後對你有哪些啓示。

五、進行光合作用。我們知道，無論白天或黑夜所發生的各種事件，都是夢境。夜間做夢當然是夢境，然而白天的事件也已經過去，所以對現在的你來說，也是夢境。既然是夢境，便是幻化，既然是幻化，便是短暫，既然是短暫，便可消解、融合到一直在轉動的時間長流當中。

宇宙時間的起源，是由宇宙大霹靂而來：原本宇宙從一個小點，瞬間大爆炸後才產生空間與距離。距離除以速度等於時間，既然是大爆炸，就是一直在變動當中，時間便具有無法暫停、執著、掌握等特性，即使是最近二十四小時的事情，不管發生了好事、壞事或不好不壞的事，都已經過去了。因此，我們將之視爲夢幻，既然是夢幻，便可輕易轉換，因爲夢是由人做出來的。所以，重點不在於夢境所見到的景象，而在於了解我們心性的源頭爲何，以及心性具有產生各種夢境及夢幻的能量、力量及能力。

原始心性的本質，就像是平日可見的各種物體及其顏色。物體及其顏色是由於光的吸收及反射造成，而光來自於太陽，如同我們的夢境是由念頭所構成，各種念頭的源頭就是原始的光明心性。

物體的顏色就如同夢境中見到的景象，爲「所受的對象」，而由太陽（原始心性）所發射出來的各種光線（各種念頭），本身具有各種光（念頭）的強度、顏色的特質等變換的力量、能量及能力，爲「能動的力量」。而在最根本的基礎上，太陽（原始心性）就是所有光線（念頭）的本源，完整圓滿的原始心性如同太陽（原始心性）及太陽光（念頭）兩者合一，是平靜安定、光明無限、熱力無窮、無所不包、具有無限可能及堅定的力量。

一、先觀想我們心的力量無限強大。

二、將自己的時間之輪放在身體前方，開始觀想自己心中（心輪位置）瞬間出現一道「體性通透、圓滿、內在包含各種色光、充滿無限能量、能遍照所有一切」的白光，而且這明亮無比的白光中帶著各種彩色的強烈明亮光芒，從心間射出、向外至前方充滿、包容在所有時間之輪內二十四小時所發生的各種人、事、時、地、物。

三、因爲質能互換原理，不管是你捨不得、倒不掉或懼怕的一切內容，反而都提供了光線燃燒的材料，因此這些二十四小時發生的內容，在碰觸到自己內心的強大白光之後，便開始燃燒起來，產生屬於這事件的各種色光，光芒更爲明亮、火的熱度更大，直到燃燒殆盡，剩下灰燼。灰燼又再度成爲被光熱燃燒的對象。

四、一切的一切在強烈無比的光熱中完全燃燒化空，因爲化空，所以在當下變成完全透明、一切在光中通透，你可以停在此處靜坐片刻。你也可以進一步觀想，因爲是通透故爲黑色，在透明的黑色中靜坐片刻。

簡單來說，上述的步驟爲從心間發出由各色光結合而成的明亮白光。在你的時間之輪圖中，各種事件碰觸到心中的巨大光芒後，便會分解與燃燒，因爲有了事件材料而讓火光更爲猛烈，在一切燃燒殆盡之後，所有一切畫面皆呈現爲白光。因爲是白光，故能顯現各種顏色，且因爲其本質是透明，所以一切事物從白光中再轉化爲一片通透的光芒；因爲通透，所以回歸透明黑色，並且知道黑色能生一切光明。

之後，我們知道這些事件材料，在過去已經過去，而且這些事件是你的心性所造，只是心性的一小部分，更何況已經完全燃燒，所以對你完全不會產生絲毫的影響。接著我們將心安置在當下，靜坐片刻，去感受心性當時平靜安定，且能生一切萬物的穩定狀態。

最後在起身時，我們知道在各個時間點所有發生的一切都是心的變化，所以任何念頭都是任運自成、隨心所想而能自由變換的。因此，我們的心無時無刻都是自由自在的。

另一個重點是：我們在每一個當下，每一分每一秒，以念頭帶動身體，進行造業的活動（實踐念頭的行動），結合這些時間，就是你造業的生命歷史。你要往何處去，由自己在當下各個時間點中所造的業來決定，這就是時間的緣起。然而因爲知道隨著時間轉動所造的業，站在永恆的角度卻只是暫時性的因緣過程，故其本質爲性空。我們在日常生活及工作中，由性空來看緣起，由緣起來看性空，這就是你個人生命旅程的時間之輪。

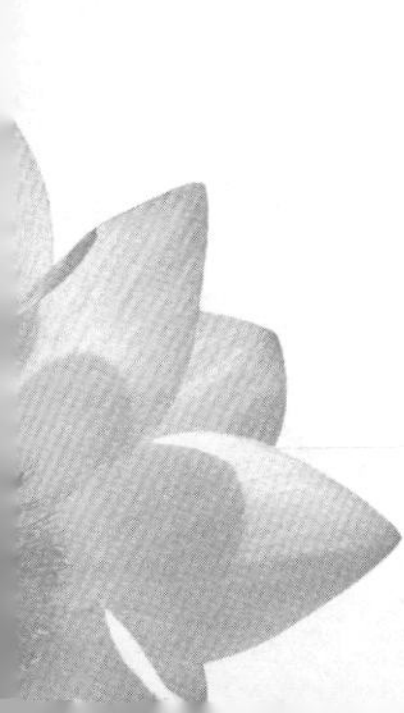

啓示

時間之輪就是造業之輪

我們隨著時間的轉動，進行造業的活動，一方面接收之前所造之業的成果，並以這暫時的結果再次造業，如此在時間的動態過程中成爲自己的一生。我們接觸到的人、事、時、地、物都是業因及業果的景象，而且都參與其中，即使是遇到了但當作不知道，或是遠離當時的情境選擇一個沒有人的地方，也是屬於選擇參與業力的行爲之一。意即就連逃避本身，也是一種選擇且形成另一個因，也避免不了業力因果的運作。

既然我們隨著宇宙大霹靂產生的時間之下，不得不進行造業的行爲，我們就必須運用更有智慧的方式去面對這個現象，而且「面對」的時間點，也就是每一個當下的時間「點」，連續當下的「點」成爲「線」，這已經形成的線就是過去的時間，在當下尚未形成（即將形成）的線就是未來的時間。

而在時間永無止境的變動中，什麼才是眞正永恆不變的特性呢？只有「一切爲空」是永恆不變的，因爲只要有任何屬於因緣和合的個別事物都會產生轉變，因爲時間便是帶著各種因緣和合與分離的轉動。然而，一切爲空在時間中存在於何處？空性存在於每一個當下，因此也永恆不變。

然而，過去及未來因爲是現在所轉動的時間及畫面，由每一個當下所串連，而每一個當下所串連的不只是未來及過去的時間點，也串連每一個當下的人、事、時、地、物；也因爲關聯，所以會產生變動，因爲變動而任何一切屬於緣起，所以緣起也存在於每一個當下且永恆轉動。性空及緣起都是我們的原始光明心性，而且都存在、發生在每一個當下，且爲永恆，因爲一個爲永恆的不變，另一個爲永恆的變動。

換句話說，就連在我們在日常生活中，每一分、每一秒、每一個當下都作用在我們的心理及身體當中，因此，我們也是各種緣起產生的對象。所以，一切都在變動之中，而有生老病死等現象。就連每一個呼吸之間，都是氣息變動的緣起過程，因爲每次吸氣之前需要吐掉之前的氣息。然而，將心放在每一個當下，也就是同時進入永恆不變，這兩者都是我們應該同時覺察到的部分。以呼吸爲例，心愈是處於平靜之中，愈能觀察自己呼吸的變動，所以，當自己的心愈來愈平靜時，愈能進入空性安定之中，同時也愈能觀察到自己的呼吸變動，這是緣起的作用。空性及緣起同時存在於同一時間點，需要合一雙修、缺一不可。

此外，緣起及性空是一切萬物的關鍵，兩者是時間之輪在日常生活中的行爲準則。因爲緣起就是自由，而性空就是自在，所以每一天每一刻的心性都是處於自由自在的狀態。

我們的心如果已經是處於接近性空的狀態，則心的內在將會呈現寬廣無邊，不生一切意識念頭，卻也因爲如此，更能毫無局限地生起各種意識、念頭。而在平靜的心寧之中產生念頭的時機，只是隨著緣起而生，故而念頭顯現出自由的狀態。又當心性在構成時間長河的每一個當下中，都處於性空，因此一直處於寬大、毫無邊際、不會變異等自在；因爲不會隨著環境變動而喪失自己的心性，故爲永恆不變。

此外，處於性空時並沒有產生各種我執，又在每一個當下都知道我們在時間的轉動過程中，會產生各種緣起，不可能置身事外，就連採取逃避也都是一種緣起且需承擔此因果。因此我們了解，在每一個當下性空的無執著中，會產生各種念頭的原因都是爲了幫助眾人，也就是利他與自利，甚至是完全利他的作法。也因爲本身擁有自在的空性，所以會自由而無任何拘束地依照眾生當時的需求，而產生各種想法，啓動各種最適合幫助他們的念頭。

時間之輪爲宇宙秩序

時間之輪啓示我們每天、每分、每秒都在宇宙秩序之中，我們的小我與宇宙的大我同時存在。

我們在時間之輪的圖上，見到一天二十四小時歷經了日月光芒對於心性的啓示，以及宇宙一次生成及瓦解的循環。

在日月光芒對於心性的啓示方面，我們可以看到太陽從日出到日落的過程中，因爲日射角度及日照位置等因素，同樣一道太陽光在不同時間會出現不同的色光，從清晨到黃昏主要呈現紫、靛、藍、綠、黃、橙、紅等顏色變化，尤其日出時以紫外線較多，以呈現紫、靛、藍等冷色系較多，而日落時我們經常見到的夕陽則呈現黃、橙、紅等暖色系。

我們在白天歷經一場色光的演變過程，這種現象啓示我們的心性無論在任何時候都是完整且明亮的，同時包括所有一切色光的可能性，包括太陽及太陽光。心性無論在任何時間中都是完整的，但自己卻長期習慣使用某些片段的我執觀點，來對應各種緣起事物，以此在動態的時間中不斷造業。所以，我們以個人的心識加上時間的轉動，來參與而促成業力因果的轉動。

然而，我們的心性無時無刻都是完整的，其本質透明、力量堅定、充滿熱力，能散發完整光芒，只是隨著不同的時間及地點，在各種的因果及緣起之下，展開各種具有力量、顏色的光芒，照耀大地，孕育各種緣起及生命。

而在晚上，夜晚的月亮及月光爲反射陽光而呈現靜態，雖然不像太陽在色光上如此多變，但因爲靜止使得萬物得以休息，以迎接下一個白日的來臨。因爲月亮本身不發光，只是反射陽光，因此月亮及月光的啓示：其一是一切事物本質爲性空，如同我們可以看見月光，但是月亮本身卻不發光；其二爲一切事物也是緣起，如同月亮參與了反射太陽光，讓我們得以見到月光。

此外，每一天都是一次宇宙五大元素生成及消融的循環過程。在白天，爲宇宙五大元素「生成」循環的現象，日出時太陽在黑暗中從「空」中出現，之後因爲陽光照射大地，進一步產生「風」動及熱度「火」，因爲熱氣帶動「水」往上升形成雲及各種密度更高的流動，牽動密度更高的固體，而促使孕育生命養分的大「地」開始產生擾動。在白天的階段，五大元素透過太陽及太陽光芒的緣起，而逐漸一一串連，展開一連串空、風、火、水、地的過程。

在黑夜，爲宇宙五大元素的瓦解循環現象。在月亮的見證下，從太陽下山後停留的「地」元素開始，展開一連串地、水、火、風、空的過程。在日落後「地」的休息開始，蒸氣等水的流動也慢慢緩和，爲「水」作用的逐漸停止；之後整個環境的溫度開始下降，爲「火」的慢慢停止；又因熱氣逐漸不在，不像白天那樣因熱氣產生被擾動的氣流，於是「風」也慢慢跟著止息了。之後，萬物逐漸歸於平靜，出現了「空」的特性。於是在月亮的見證下，黑夜裡出現一連串五大消融的過程，即宇宙五大元素逐一停止作用的過程。

時間之輪說明了宇宙秩序的現象，能讓我們進一步開啓永恆的宇宙智慧。在時間之輪的二十四小時中，白天出現五大元素逐一生成的過程，爲「方便」；黑夜出現五大元素逐一瓦解的過程，爲「智慧」。此外，再進一步連結到我們的每一個呼吸之中，也是如此的宇宙現象。每一次吸氣，如同有太陽的白天，爲宇宙五大元素的生成作用，用以養育、滋養、運作對身體產生的功能，爲「方便」；每一次呼氣，爲宇宙五大元素的瓦解作用，如同有月亮的黑夜，用以休息、休養放下對身體的功能，爲「智慧」。

宇宙能呼吸法

我們如何透過時間之輪的概念，來觀察自己的呼吸呢？我們的身體是由呼吸來串連地、水、火、風、空五大元素，一個呼吸便是一個循環，周而復始。

印度教及藏傳佛教對於脈輪及其代表的意涵相去甚遠，如圖11所示。

比起藏傳佛教，印度教的脈輪及其功能似乎更著重「宇宙能」與「人身動能」的關係，例如最底部的海底輪是一切物質欲望的基礎，而最上方的頂輪是一切宇宙能，七個脈輪愈往下愈屬於物質，愈往上愈屬於靈性，而中間心輪正好是人類靈魂居住的脈輪，因此人類同時具有往上的神性及往下的獸性。藏傳佛教則著重於修持出世間的空性智慧，所以在五方佛居住處形成五個脈輪，也表示我們需要修持這五個重要的智慧，這些脈輪同樣也是累積各種習氣的處所。

以上兩大體系固然差異甚大，但各有其重要功能，然而在宇宙能呼吸法中，爲了方便大家在呼吸時進行觀想，同時了解一個呼吸便是一次宇宙「成、住、壞、空」的循環過程，此處便不以脈輪方式呈現，而是將五大元素在身體的位置與體內各器官的功能相結合，有關五大元素在身體的位置如圖12所示。

我們的身體長期受到地心引力影響，在長久的演化過程中，處理較重的固體相關器官

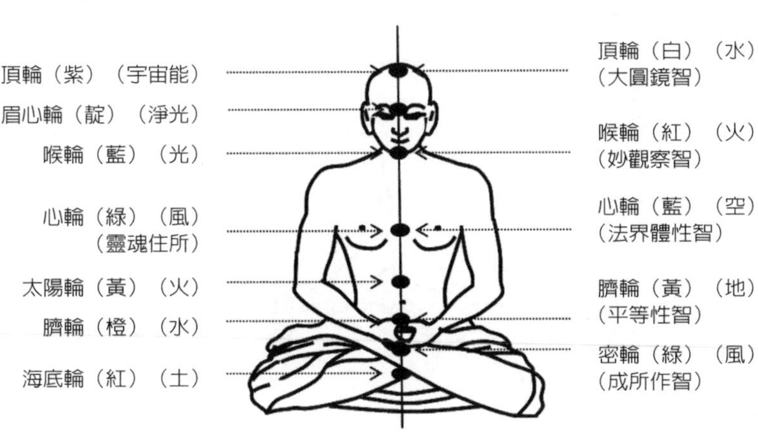

圖11 印度教與藏傳佛教主要脈輪位置、顏色及功能的比較

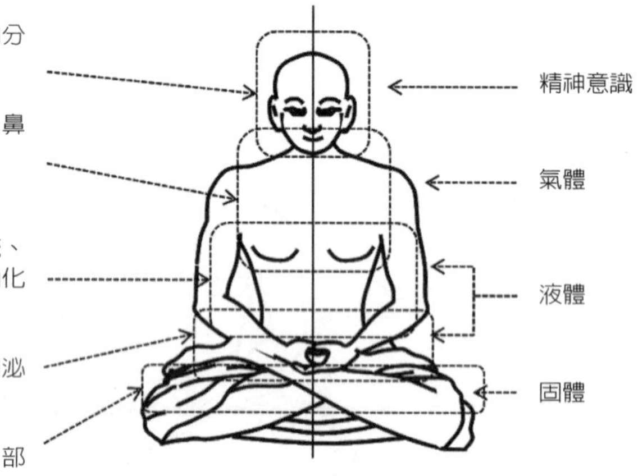

圖12　「地、水、火、風、空」五大元素的身體位置及器官關係

與系統，位於身體下方，而處理物質密度較輕的氣體相關器官及系統，便位於身體較高的部分，中間的部分則是主要處理液體的相關器官與系統。[1]

這張圖也顯示我們的身體是由地、水、火、風、空五大元素所構成[2]，且依照身體軀幹由下往上排列。然而，各元素固然以此方式排列，但因為我們的身體是一個整體，各元素之間並不是完全被區隔開來，反而有部分位置會產生重疊。

五大元素位置與器官功能的關係

- **地元素**：如直腸等相關固體排泄系統，和以排泄為主的部分下半部消化系統等。
- **水元素**：像是膀胱、腎臟等相關泌尿系統。
- **火元素**：如心臟等心血管系統、肝系統、部分上半部的消化系統等，以及處理血液或熱氣的相關器官。
- **風元素**：像是肺部的呼吸系統、鼻孔及喉嚨氣息出入等，與處理氣息的相關器官。
- **空元素**：包括腦部及其所主掌的內分泌系統等，與處理思想的相關系統。

我們是來自於宇宙的生命型態，在宇宙其他地方如果還有其他生命，可能會因為受到相同宇宙環境本身的特性，而產生部分趨同演化的現象，也就是部分生命型態將與地球生物相似的可能性。無論如何，最起碼地球上的生物便會因為地球本身的環境條件，而具有某些趨同演化的共通點。所以不只是人類，就連其他動物的器官，也是以上述五大元素由下而上的排列方式而成爲身體。

五大元素與呼吸的關係

在西方的醫學中，呼吸只是肺部等呼吸系統器官的參與作用而已；然而在東方（無論是中國或印度），卻認爲呼吸相當重要，是透過氣息來串連全身各處，身體的運行其實是氣息的運行，少了氣息則身體各器官的功能將無法串連，器官功能不是來自於個別的功能，而是基於整體運作需求的分工之後，再串連各個器官的關係，才能達到整體的運作，也才能發揮器官個別的功能。在此我們採用東方觀點，進一步討論與說明。

在一次的呼吸，亦即一個「呼」及「吸」

表1　一次呼氣及吸氣的循環過程及關係

呼吸過程	氣息出入	氣息順序	五大元素作用	宇宙關係	宇宙循環	緣起性空之意	修持意義
吸氣	由上而下	空、風、火、水、地	五大相生	生成	成	緣起	方便
住氣	臍輪或海底輪	穩住體內	五大融合	穩定	住	性空	內在雙運
呼氣	由下而上	地、水、火、風、空	五大分解	瓦解	滅	緣起	智慧
外在空氣	身體外圍	排出體外	五大皆空	本源	空	性空	外在雙運

的循環當中，就隱藏著生命體生成及瓦解的循環過程，也說明了整體宇宙生成及瓦解的循環過程。所以，一個呼吸不只隱藏著極爲祕密的生命密碼，也隱藏著宇宙的重要密碼。

首先，吸氣是一個生命個體的生成過程，屬於成、住、壞、空的「成、住」階段，其順序爲「空、風、火、水、地」，生成順序爲：一、由大腦及念頭產生對於空氣的需求，爲「空」的作用；二、透過鼻子將氣息沿著氣管帶入肺部等，產生「風」的作用；三、由風息帶動心臟所需要的氧氣，心臟得以運作並產生熱氣，透過血管傳輸到全身，其他器官也同時運作，產生具有熱量的動能，於是產生「火」的作用；四、氣息往下到主要處理液體的器官，包括腎臟、膀胱等泌尿系統，爲「水」的作用；五、到了直腸等排泄系統等運作，爲「地」的作用，並將身體不要的東西排泄到外在世界。此外，不只是在軀體垂直分工的作用，每一細胞的生成也是由氣體、液體到固體，並以液體作爲氣體與固體之間的重要中介。

對於一個小小的生命體而言，一個吸氣時「空、風、火、水、地」的作用過程，與我們進入母胎並開始形成身體的過程相當一致。進入母胎時，先由「空」中形成意識，結合父母及其他外在緣起和合，開始進入形成生命及軀體的階段。由「空」中的意識而產生不穩定現象，而出現氣息「風」的擾動現象，由於氣息「風」的擾動愈來愈大，逐漸產生「火」的熱度特性。之後氣體的密度持續增大，當熱度逐漸冷卻後，形成比氣體密度更高的液體性質之「水」作用，並將氣息（氣）及熱度（火）以密度更大的液體（水）傳送滋養到各處。之後，身體同時逐漸形成骨肉等「地」性質的部分，重複上面步驟同時進行，並逐漸形成具有生命動能的軀體。

對無限大的宇宙而言，整體宇宙的形成過程也是如此。在宇宙大霹靂「空、風、火、水、地」形成的過程，由於大霹靂從「空」中產生爆炸的「風」，因爲「風」同時帶動宇宙的強烈高溫爲「火」的特質，逐漸冷卻並且密度增大形成「水」的液體特性，密度逐漸擴大形成「地」的固體特性，於是形成星雲、星球等不同的生成型態。

完成吸氣的階段後，下一個階段的吐氣便是生命體進入瓦解的過程，是屬於「壞、空」階段。由於上述的吸氣是在氣息往下停留在地元素，所以，當氣息在身體稍微停留之後，便開始進行逆行階段，從身體最底下的地元素開始逐漸往上完成瓦解過程，順序是：「地、水、火、風、空」的作用，將氣息由下往上運行，並從兩邊鼻孔呼出。

在所有動物軀體死亡的過程中，瓦解的各個階段，也是一個「地、水、火、風、空」的順序過程：將原本軀體的骨肉等固體，腐壞、崩解變成液體，之後變成氣體。生命體結束時，其「地」（骨肉等）等固體會停止作用（不會動，無法支配動作），接著「水」（液體）停止作用（無法控制身上液體的流動），「火」（溫度）停止作用（身體逐漸失溫），「風」（氣息）停止作用（身上所有氣完完全全停滯），「空」（意識）停止作用（完完全全失去意識）。之後，原始心性便逐漸脫離軀殼並顯露出光明，而後原始光明的心性將進入一切生命起源的「母體」[3]，或是因爲害怕沒有身體，在執著需要一個軀殼之下，當外在環境各種因素條件具備之後，又開始進入五大生成的過程，投胎轉世長出身體。這就如同呼氣後，緊接著吸氣一樣。

在宇宙各個星球的成、住、壞、空循環中，從壞進入空的階段時，星球開始從固體的「地」元素逐漸開始瓦解，將密度分解爲較小的液體「水」流動之特性，之後又再瓦解爲密度更低的「火」熱度及「風」的輻射特性，最後回到「空」的特質，下一次又再度凝聚成爲其他星體等宇宙循環的過程。

結合呼及吸，便是一個宇宙的循環過程。吸氣主要是將氣息由上往下送，爲順行的過程，屬於「空、風、火、水、地」有關「生」的部分；將氣息按住，在身體內稍微閉氣，是關於「住」的部分，平穩而短暫的現象；將氣息往上逆行呼氣的過程，爲「滅」的部分。這說明了連一個再簡單不過的呼吸，都是與宇宙相同的過程，是一個「生、住、滅」一再循環的過程。

此外，我們的一個呼吸，除了已經具備與宇宙現象相同的「生、住、滅」意義，也有助於我們了解自身具有的原始光明心性，以及「方便」和「智慧」雙運的重大意義。

吸氣時產生方便

我們在吸氣時，就像以「空、風、火、水、地」的順序來生成一個身體，要明白一般人獲得這個身體是因爲無明、我執的關係，從原始光明心性中，由空產生氣、由氣的擾動產生風、由風產生火、由火產生地等作用之下，在一連串的五大元素作用中產生軀體。

不過，也有許多人的轉世，是因爲需要具有具體的身軀，才能更爲方便地解救更多的人，因爲在三度空間（或加入時間的四度空間）這是最便利、有效的方式。因爲我們都生存在三度空間中，所以直接投入三度空間之中，幫助在同一個時間與空間中的生命，是最有效率的作法。所以，站在爲了幫助廣大的眾生，其生成的過程，表示「方便」之意。

呼氣間回歸智慧

在呼氣時「地、水、火、風、空」的過程中，逐漸往空的方面運行，但是，這個空並不是空無一物，而是從固體、液體、氣體等逐漸回到原始的狀態，也就是空性。所以，當我們吸氣之後，在吐氣之時是用來啓發我們對於回歸空性的啓示，因爲空性並不是一無所有，反而是包含所有一切，因爲它可以變換無窮意識與念頭，由意識與念頭再次勾動其他因緣要素，進而再次循環獲得身軀等作用。所以，呼氣的瓦解順序表示我們一切將回歸本源、能生萬物的空性，也就是「智慧」。

觀想練習

你可以站立、坐著或是躺著，但最重要的是需要放鬆身體、打直脊椎。然後，閉上雙眼，開始進行呼吸。專注用心將空氣從兩邊鼻孔吸入，因爲往下爲生成而能生一切，故把握吸氣、同時觀想從宇宙本源中吸入一切宇宙能量。若需要證悟空性，則觀想宇宙中最珍貴的智慧化爲空氣進入，同理依照你當時的個別需要，觀想宇宙中有關學業、事業、官位、財富、健康、青春等無限能量，化成不同的光與氣，其顏色爲你自己熟悉且有感應的清淨色光或透明光，由「空」引入能量進入身體「風」的位置，氣體往下進入「火」的位置，再進入「水」的位置，氣息往下壓至「地」的位置，安住吸氣片刻，並感覺到所求的能量完全充滿，進入整個身體。

在吐氣時，屬於瓦解的過程，所以觀想與你所想要的相反的部分，從最底下的「地」位置逐漸被清理帶出，往上至「水」位置帶出更多，往上至「火」的位置帶出更多，往上「風」更多且更微細的相反部分被帶走，再往上至「空」（意識）時，最微細的相反部分都毫不保留被完全帶出，向外吐氣。

我們可以用這個宇宙能呼吸法來淨化自己的身心靈，並嘗試與宇宙本源動能相互連結，讓宇宙本源能量進入身體，滿足自己當時的願望。不過，無限宇宙的根源基礎爲空

時間之輪的身壇城[4]

我們以時間之輪分析每日外在環境（外宇宙）的運作，也以此分析自己身體內部氣息流動的運作（內宇宙）。可是，在外與內中間有個介面，就是我們的身體。以下便介紹身宇宙作爲內、外宇宙的連結器，你會發現自己在時間的轉動中，無時無刻都與無限大的宇宙同在，並徹底打開個人狹隘、淺薄、小我的視野，掌握自己的生命時間。

在日常生活中，你可以觀想自己的身體是一個和宇宙同在的「身壇城」，其構成要素以身體由下而上的順序排列，如下頁圖13所示。

十字地基

以十字金剛杵或「卍」字符號表示，爲蓮花座底下，中央點的位置在會陰下方，並向外四處延伸。

蓮花座

可以觀想以二十四個小時繞一圈，則蓮花座的花瓣數量爲二十四片，或是也可以觀想一年三六五天，每一天爲一片蓮花的花瓣，合計三六五片花瓣；如果你的觀想十分清晰，也可

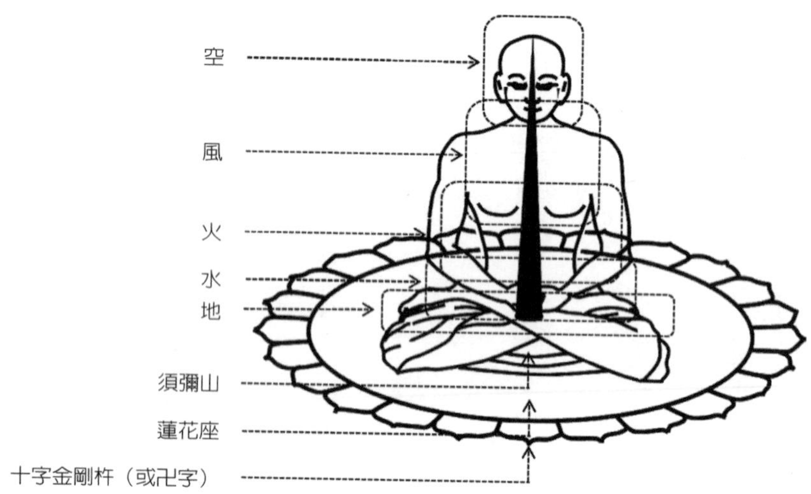

圖13　「時間之輪」身體立體壇城圖

以觀想三六五天乘以每天二十四小時的八七六〇片花瓣。

蓮花的花瓣能夠提醒我們，在呼吸時需要觀察在每一個時間點的當下，即爲「緣起、性空」雙運。這就如同我們在二十四小時中每一分一秒的造業，在過程中接觸到相關的人、事、時、地、物等因緣及結果，在每一個當下都提供我們對於「業」的明辨觀察及實踐「業」的對象，也是觀察自己原始心性及心性變化的對象。這也是「佛不離眾生而成佛」「煩惱即菩提」「當下成佛」的意思。

須彌山

須彌山象徵宇宙中最主要、最高大的山。我們觀想自己身體中央的脊椎如同一座高大聳立的須彌山，脊椎中央有一條筆直的直線，[5] 粗細大小如同小指，稱爲中脈。中脈兩側各以一左脈、右脈分布，共計三條。[6] 左右二脈環繞著中脈，並在身體內部幾個地方與中脈一起交會，形成脈結。觀想在須彌山共有五輪或七輪即可，[7] 並在各個脈結之處結成一朵如同明亮色光的蓮花。[8]

如果觀想五輪，由下而上，其位置與象徵含意爲：密輪（生殖器處）爲綠色（北）及成所作智、臍輪（肚臍下方四指處）爲黃色（南）及平等性智、心輪爲藍色[9]（中）及法界體性智、喉輪爲紅色（西）及妙觀察智、頂輪爲白色（東）及大圓鏡智。這是表示東西南北中五個方位的「五方佛」守護自己（或自己是五方佛的種子），以及證悟五種智慧。

也有另一種觀想，如果你想要配合太陽光一起做也可以。太陽光射入體內，在須彌山形成一條彩虹光，主要有七輪及七色，由下而上分別爲：海底輪（會陰處）爲紅色、臍輪爲橙色、太陽輪爲黃色、心輪爲綠色、喉輪爲藍色、眉心輪爲靛色、頂輪爲紫色。位置愈在身體下方，其物質的能量愈大，愈往上的脈輪，其靈性的力量愈大。我們觀想一天正好是七個顏色，會同時走過一次完整的循環。

◆五大元素

依照前述，由下往上具有「地、水、火、風、空」的性質與系統。10

◆日月

左右雙眼，就是月亮及太陽的位置。日月雙眼的功能就是往外照耀宇宙的東西南北四方，以及東南、東北、西南、西北四隅，還有上、下兩方，合計宇宙十方。日月雙眼也同時往內照耀自己身體的須彌山、五大元素、蓮花座、十字地基等。

觀想練習時，你可以搭配上述的宇宙能呼吸法。

神聖之輪

功效

我們將宇宙中正向的外在力量稱爲「神聖的力量」。神聖之輪便是透過你自己召喚神聖力量，進入你的願望之中，守護或協助你一起完成你的正向需求，或者是召喚正向力量來守護你、保護你的安全。

在此介紹兩種神聖之輪，爲「願望之輪」及「護輪」（守護輪）。我們在人生中完成每一階段的人生目標或度過難關時，經常會發現個人的力量相當不足，這時，便可觀想及繪製願望之輪來協助達成心願。另外，在我們的人生中，有時難免會感到強烈不安，這時，可以嘗試觀想護輪來保護你的安全，讓你在外在正向力量包圍的核心中，感到完全的愛及安全感。

自助天助，只要你用盡全力去完成，剩下的就交給外在的神聖力量，這些正向的力量將會協助你剛剛好達成願望，也或許目標太高、時間過短或福報不足，或是整體宇宙環境尚未運轉到這個時空等。無論如何，即使無法瞬間完全滿足，外在正向的力量將會給你剛好夠用的程度，更重要的是對你的生命具有深刻的啓示及意義，能進一步去體驗與深思。

此外，接觸正向的力量是很重要的。正向力量透過自己召喚而來，所以，**自己內在的正向力量能迎請外在相近的正向力量前來交會**，同樣的，負面力量也是如此。我們在日常生活中應該盡量保持在正向的思維當中，因爲我們的正向頻率常會與外在宇宙的正向能量相應、連接。

願望之輪觀想練習

神聖之輪是運用光合作用觀想，召喚神聖的能量來守護自己，最重要的是守護我們從當下直至獲知宇宙至極的智慧，也可以運用這個方法來協助我們的願望更有力量地往正向前進。以下，我們將神聖之輪轉爲願望之輪的方式，也就是以神聖之輪爲體，以願望之輪爲用。願望之輪如圖14所示。

我們可以將空白的圖影印下來，專心祈請並完成願望之輪繪製工作，並將繪製完成的願望之輪掛在每日可見之處，每天上午起床、晚上睡前或經過時，便能再次祈請、冥想。

一、在「1」之處，寫下（或畫出）你想要達成的願望。這個願望是近期內具有圓滿的可行性，而且你也正在以自己的力量盡力完成，就是所謂的自助天助。此外，這個願望最好是大愛，而不是個人的小愛，因爲在宇宙中各個力量的運行，從來沒有一個只是爲了自己，例如：太陽光並非爲自己而發射，而是爲了普照大地萬物。所以，想要幫助自己與更多的人，將更加容易達成你的願望。或者，建議你的願望是要了解究竟至極的智慧、緣起性空，或者宇宙眞理、宇宙秩序等，都是對自己有更爲積極的正向心願，因爲當你了解這些之後，某些部分會超越願望之輪的力量。

需要留意的是，負面願望是具有正向的外在能量所不喜歡幫助的，所以，如果你許下

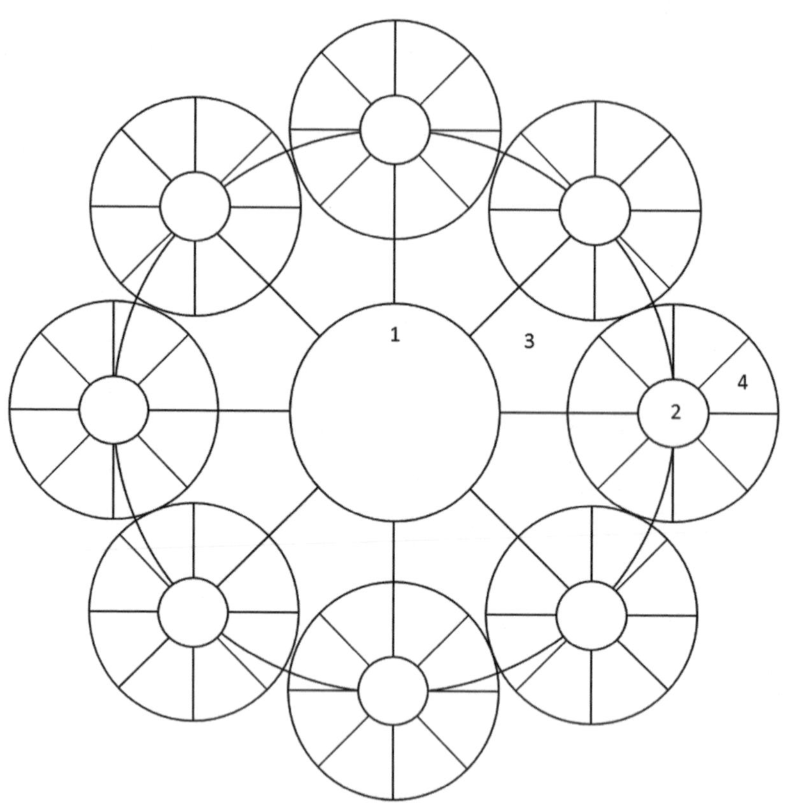

圖14 空白的「願望之輪」

的是負面願望，即使短時間內有效，也會是招來外在負面力量來幫助的結果。這些力量對你往往有交換條件，即使滿足你的願望，對自己往後還是相當不好的。

二、在「2」之處（十個光點）迎請明光降臨，並繪上表示色光的各種顏色。當我們在願望之輪中央寫下自己的願望後，接著正式從自己頭頂前面上方的虛空之中開始觀想。首先，先觀想有一股來自宇宙最清淨、最正向、最高、最強大、最具智慧的能量正轉成巨大強烈的光芒，這道無比的力量從透明中逐漸聚集出一個芝麻般大小的光點；光點因爲光明能量持續聚集、聚集再聚集之故，又再次逐漸從光點往外變成另一個光團，愈來愈龐大，大到包圍住你自己與願望之輪周圍一圈，形成兩層：一層爲頭頂對面上空無比明亮的光點，以及包圍周遭所有一切無比明亮的光團。

這個光點及光團都散發著明亮無比的光芒，無量光芒的體性爲清淨、清澈及透明。從透明中發散無比的白光，在白光中顯耀出各種璀璨的彩色光芒且無比明亮。光點及光團都具有以下三種特性：因爲光亮無比，而能遍照一切，所以你的周遭及願望之輪所在地，周圍一切黑暗皆轉爲光明；又因其純淨無比，而能轉化成具有各種能力的各色亮光，包圍四周所有一切；並在無比的光明之中感覺到周遭一切都具有強大溫暖的熱力。

接著觀想，在頭頂對面上空，此一無限透明、無量光明、無比力量的光點中，射出一道色光，進入願望之輪「2」合計十處的圓形光點，產生守護願望的能力。此十處圓形光點，包括：東、西、南、北、東南、東北、西南、西北八個方位，以及願望之輪的上下兩處，合計十處。

你直覺判斷，挑選任何你想要優先上色的光點位置，是順時針、逆時針或用跳躍的方式皆可（上下兩處只要用觀想即可），以及塗上你覺得能守護及協助你達成願望的各種顏色（此顏色表示色光），以明亮無比、正向、各種光體進入十個點內，繞一圈完全包圍你的願望之輪，進入並協助你想要達成的願望之中。

我並不建議改變以上作法，但若你當時覺得無比光芒過於抽象，而你正好有宗教信仰，有自己堅定信任的神時，你也可以在召喚無比光明的同時，觀想你所信仰的上師形象與光芒同時進入這十個光點之中，或是依照自己願望的需求，祈請相關具有本尊形象的光明進入，像是上帝、眞主、五方佛、太上老君、揚升天使，或是發願救度眾生的觀世音菩薩、能開啓一切智慧願望的文殊菩薩、具有威猛能力的大勢至菩薩等，以及其他具有正向力量、沒有任何交換條件的本尊形象。關鍵在於自己發心的正向頻率，以正向頻率共振之下，吸引一樣的本尊進入願望之輪中，加以守護及滿足願望。

三、在「3」之處繪上各種顏色，表示自己的願望與明光相互連結、融合無二。觀想自己的願望與十個色光光點「2」相互融合，故在「3」之處塗上你認爲會守護及協助你達成心願的各種顏色，表示願望「1」與「2」明光相互連接，完全受到守護及協助完成。

你可以自己選擇想要連結的顏色，一面上色時，一面觀想心中的願望由東、西、南、北等四方，東北、東南、西北、西南等四隅，以及上下兩處，共計十處的光點共同連結，並完全守護，直至願望達成之日。

也就是說，你透過自己的頻率來吸引宇宙中同樣的外在光明體，或各種自己喜歡、具形象的本尊（光體的外在形象），圍繞十方，共同守護並加持你達成正向願望。

四、在「4」之處繪上各種顏色，表示「2」無比明亮的光點發出各種能量，再次堅定守護及協助「1」的願望。因為「1」與「2」透過「3」的上色而緊密連結融合、無二無別，觀想在十處中的各個光點（2）在此階段，又再一次放出強烈無比的巨大能量與光芒，所以在「4」分別一一放光，塗上你認為有加持力的各種顏色，表示放射出具有守護及滿願的各種色光。

在此，我們已初步完成一個願望之輪。除了中央的「1」部分尚未繪上顏色，其餘應該都有各種顏色（包括白與黑）。

五、最後，觀想願望之輪整體一起放射出無比光芒。在最後階段，專注觀想「1」「2」「3」「4」所有一切一起放射出巨大無比的彩色光芒，並且因為願望受到無比明亮的光芒守護及協助，而產生一定能達成的堅定信心與力量。

之後，將願望之輪貼起來，或放在你認為清淨、吉祥或喜歡的地方，而這些地方是你經常會經過，或是起床或睡前一定會看到的地點。每一次見到時，都觀想此願望之輪整體放出強烈無比、清淨的明亮色光，有巨大的宇宙力量守護與協助達成你正向的心願。除了願望之輪的守護及協助，並且知道自己也會盡自己的力量努力達成。

六、恭喜你，當願望之輪滿足你祈求的願望後，回到「1」之處，畫滿你喜歡的各種顏色，成為自己的禮物。願望實現之後，原本中心「1」的部分尚未上色，但是在願望實現之後，表示已經獲得，因此你可以繪上自己喜歡的單一或各種顏色，裱褙或裱框掛起來或放在桌上，成爲具有紀念價値的漂亮裝飾品；同時每當經過這個願望之輪時，想想這整件事對你人生的啓發爲何，願望之輪對你的幫助不只是協助你完成願望，其實還隱藏著對你往後人生深具意義的重要啓示。[1]

護輪觀想練習

我們有時去到一些地方，會突然感覺到自己不安全，或缺乏安全感。此時，不妨冥想神聖之輪的護輪，也就是保護自己的力量。觀想步驟如下：

一、觀想宇宙的外在正向力量，一直聚集、聚集、再聚集，到自己頭頂對面上空，從清淨透明中出現一個芝麻般大小的白色光點，白色光點強烈放光，光芒逐漸強烈到無比明亮，在光芒中同時散發出各種彩色光芒。

二、此白色清淨明亮無比的光點，從頂輪射入體內，由下往上完全淨化宛如蓮花狀的各個脈輪，並成為「體性透明、無比明亮的白光、又有時會顯露出具有各種能量的彩色光芒」。

三、之後，這些光芒從各個脈輪的光中擴大強烈放射，在身體內部各處及任何微細的細胞，都完完全全充滿此「體性透明、無比明亮的白光、又有時會顯露出具有各種能量的彩色光芒」。

四、之後，觀想體內的能量往外放射擴散，使得身體外表也同時散發著「體性透明、無比明亮的白光、又有時會顯露出具有各種能量的彩色光芒」。

五、觀察自己，此時身體會有三層，最亮的一層是中間的脈輪、第二明亮的一層是身體內部、第三明亮的是身體外部，此三層都具有「體性透明、無比明亮的白光、又有時會顯露出具有各種能量的彩色光芒」。

六、自己的三層「體性透明、無比明亮的白光、又有時會顯露出具有各種能量的彩色光芒」，同時再次擴大向東、西、南、北、東北、東南、西北、西南、上、下，共同放出強烈無比的巨大光芒，並使自己被此強烈無比的光芒團團圍繞，產生無比的力量，如圖15所示，成爲第四層的守護光環。

此時，你完完全全被包圍在外表顯現爲明亮無比的白色，有時會顯露能承辦各種事業且具無比能量的彩色光芒，具有無比的愛而產生的熱力溫暖，以及體性爲清淨透明的光團之中。

七、觀想周遭的一切，只要接近身體周圍

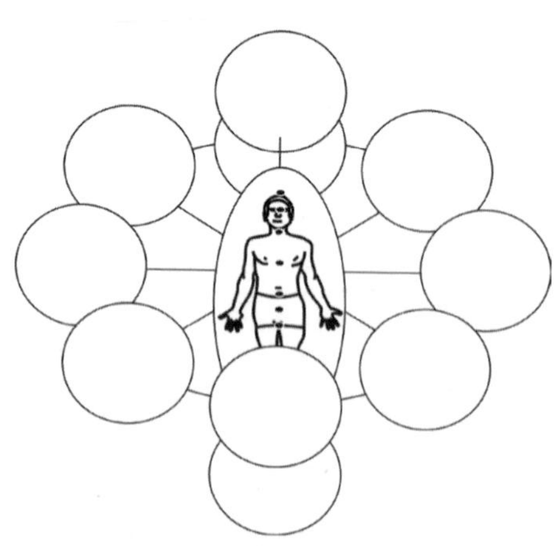

圖15 「護輪」冥想

的光團，皆會被光團的力量所淨化。觀想接觸到的各種人事物，因爲受到你的四層護輪光芒及能量的影響，在與你接觸的瞬間，他們的外表都會自動產生一層「體性透明、無比明亮的白光、又有時會顯露出具有各種能量的彩色光芒」的防護膜，以此與你接觸，爲第五層護輪。

八、當你想要收攝這些護輪時，從第五層開始，再逐次從第四層、第三層、第二層至第一層。到了第一層、也就是身體內各個脈輪時，觀想原本在所有脈輪的光在心輪集中成爲一光點，此光點再從心輪往上升至頂輪而出，回到頭頂對面上方的虛空。

此外，我們觀想從第五層到第一層，再至頭頂對面上方虛空時，這五層的光芒都一直保持「體性透明、無比明亮的白光、又有時會顯露出具有各種能量的彩色光芒」的狀態。到了頭頂對面上方時，呈現爲一個光點，之後，光點從具有各種力量的彩色光回收至白光，再從白光轉爲透明，並消失在宇宙虛空之中。

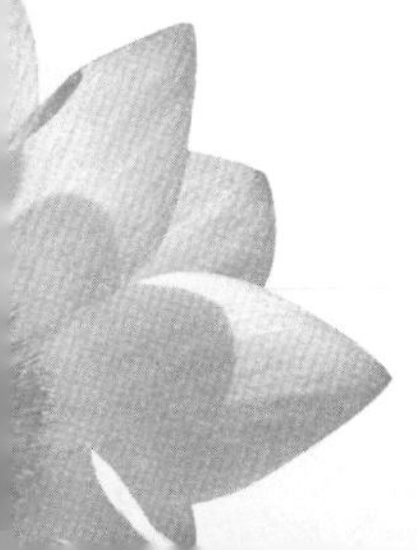

啓示

地球外圍一直有一層磁力線包圍，如圖16所示，是以南北兩極爲主軸，形成無數條的磁力線，成爲完整的磁力場，與大氣層一起守護著地球，避掉許多來自於宇宙的威脅。根據研究，我們的身體也和地球一樣，外圍也分布了一層完整的氣場，其分布與脈輪的分布有密切關係，[2] 如圖17所示。身體上的脈輪爲重要的磁力線發射及集中的點，這與古印度、西藏及道家氣脈的說法相近。

我們便是藉此宇宙的義理，觀想、迎請宇宙的正向力量進入願望之輪，守護及協助我們達成正向願望，並且用護輪讓自己處在充滿光、愛及安全的核心之中。

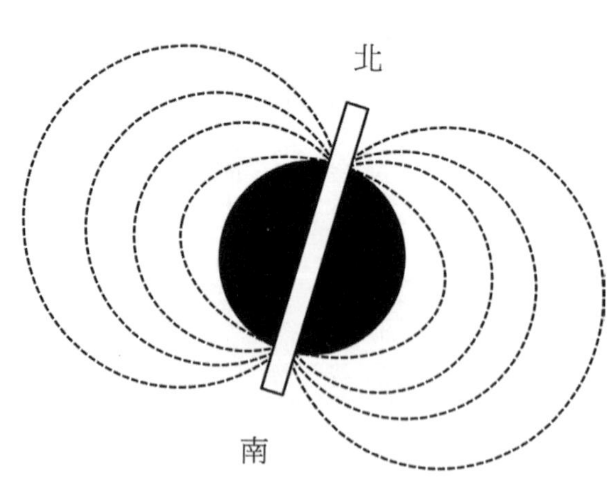

圖16 地球的磁力場

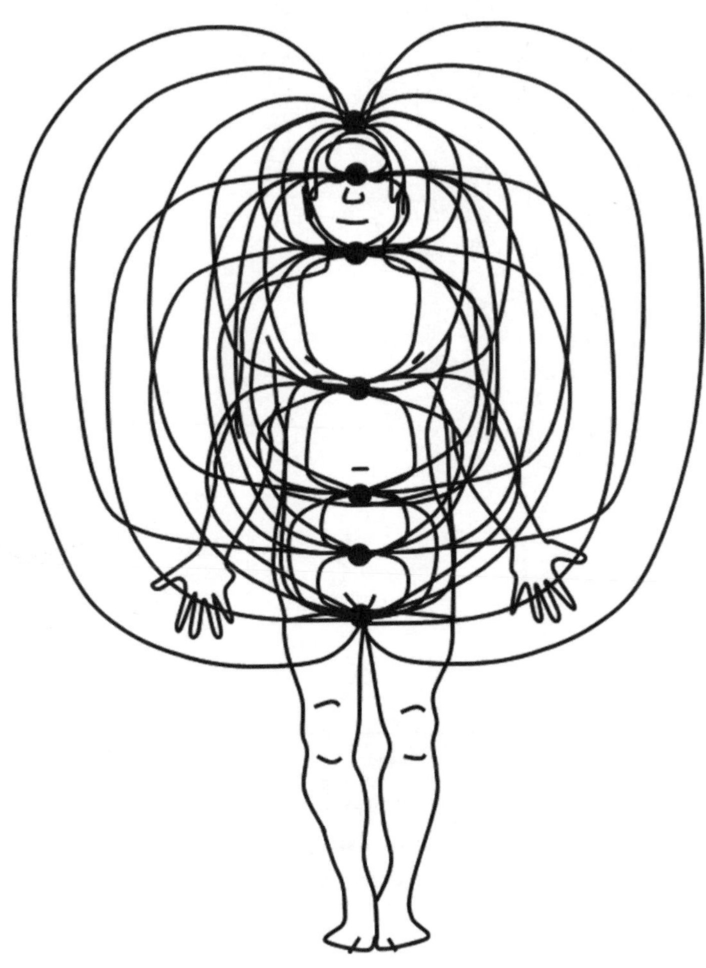

圖17　人體的磁力場

光壇城符號及神聖光譜

光壇城符號

前文提供了許多方法來提升身心靈品質，尤其是對於心性的發現與掌握，並從永恆的角度去觀察及處理身邊變動的事物。爲了提綱挈領地標示出平日修習的重點，我們可以將光壇城及光瑜伽的內容合爲一個重要的「光壇城」符號，如圖18所示，而光壇城符號的圖形解說如圖19所示。

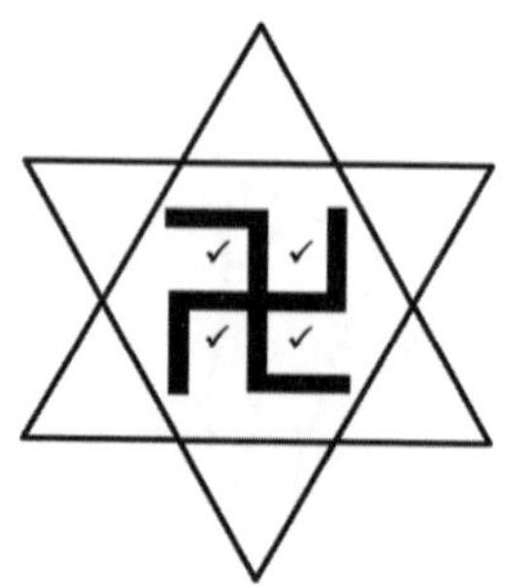

圖18　「光壇城」符號

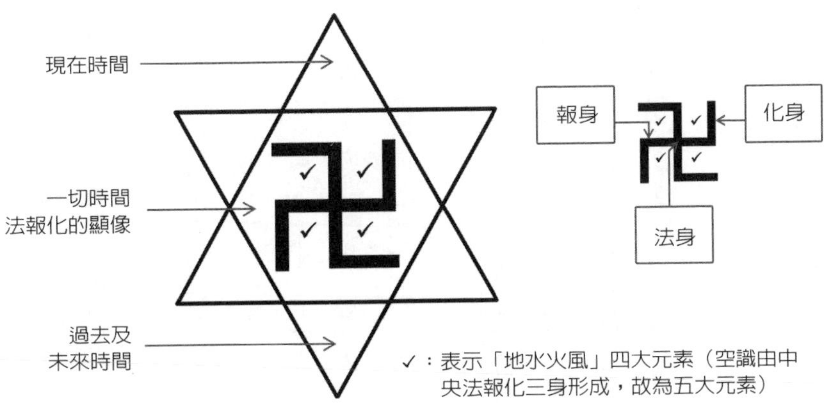

圖19 「光壇城」符號的圖形解說

六芒星的意義

光壇城符號的最外圍是六芒星圖形，由兩個三角形組成。六芒星的六個角表示我們的身體，包括頭、雙手、雙腳、性器官等，由中央的「卍」字結合「地、水、火、風、空」擴大形成，我們的心性在清淨和因我執產生追逐對境的不清淨時，都是由此誕生。

所以，在不清淨時，我們以此產生許多善業及不善業，清淨時，我們同時也是身壇城淨土。在六芒星的上方表示現在時間，下方表示過去及未來時間，中間則表示當下時間及一切時間，也就是瞬間即永恆、永恆即瞬間，當下時間與永恆時間從來不曾分離，因為永恆時間如果沒有每一個連續不斷的瞬間時間來連結，中間某些時間就會產生斷斷續續的現象，所以，瞬間時間就是永恆時間。

我們的心性能力涵蓋永恆時間，具有空性的特質，也涵蓋過去、現在、未來，具有緣起的特質。此外，我們會因為空性的特質而感到自在，並有能力在任何時間都處於平靜，也會因為具有緣起的特質而感到自由，因為在任何時間遇到各式各樣的緣起狀態及組合時，都會因為要幫助他人，而在平靜當中具有產生各式各樣念頭的能力。

卍字與光壇城的意義

在光壇城的符號中，中央的卍字符號為一個脈輪，無論觀想自己本身整體就是一個脈輪，或是觀想自己身體的中央有一個脈輪，或是三個、五個、七個或十一個脈輪，每一個脈輪都具有法身、報身、化身的強大力量。其中，法身位於中央的點，表示體性爲空性；報身爲由中央的點延伸出來的線，表示由中央的點（空性）延伸產生的清淨氣場；化身爲報身的線再次轉折延伸出來的線，表示化身由報身轉變而來。在此，法、報、化三身都具有帶動宇宙五大元素強大無比的力量。

整個卍字從中央的點往外放射旋轉，表示同時具有緣起及性空永恆不滅的強大威力，也表示輪迴及涅槃同時存在。放射旋轉表示緣起，而中央點表示性空，眞正空性的智慧是涵蓋兩者，也就是空並不是毫無一物，而是能生萬物，會在空中變化一切形象，目的是爲了「方便」幫助有緣眾生。

所以就整體而言，光壇城符號表示個人的原始光明心性與外在無限大的宇宙眞理爲永恆連接及共同存在，同時也說明了自己的原始光明心性如何在宇宙秩序中開展演化的過程；在義理方面，爲表達在無限大的宇宙中存在緣起性空的無上智慧；而在能量、力量方面，這個光壇城符號也傳達了與無限大宇宙間產生連結、調整、接收、擁有、作用等能量，具有圓滿一切各種事業的「方便」能力。

神聖光譜與神的體系

在無限的宇宙中，一切都是由能量、波、粒子、光等組成，整個宇宙其實就是一個無限大的光壇城，而光壇城的特質就是本體爲空（也可用透明或黑色表示），性質爲能顯現能量（以白色表示）、能產生一切萬物（以各種彩色表示）。

一切都是從神聖的源頭最高本體[1]演化產生而來，因爲最初其原始光明心性擾動的方式不同，而變化分成：神及眾生（六道），而涅槃及輪迴同時存在。我們將在宇宙中一切神的體系以「神聖光譜」表示，如圖20所示。

宇宙最高本體與眾神的意義

在眾神的國度中，最高本體屬於絕對的空性（透明或黑色），原本圓滿無缺但爲了幫助眾生，產生具有能產生一切光明的力量（白色），以及能依照眾生的不同需求而分出各種的光體或形象（彩色）。

在眾生的國度中，我們的原始光明心性（其實在此階段與最高本體沒有分別）爲空性（透明或黑色），因爲自己執著於自己的不足，而產生向外追求的力量（白色），並依照追求的對境而產生各種念頭（各種彩色）。

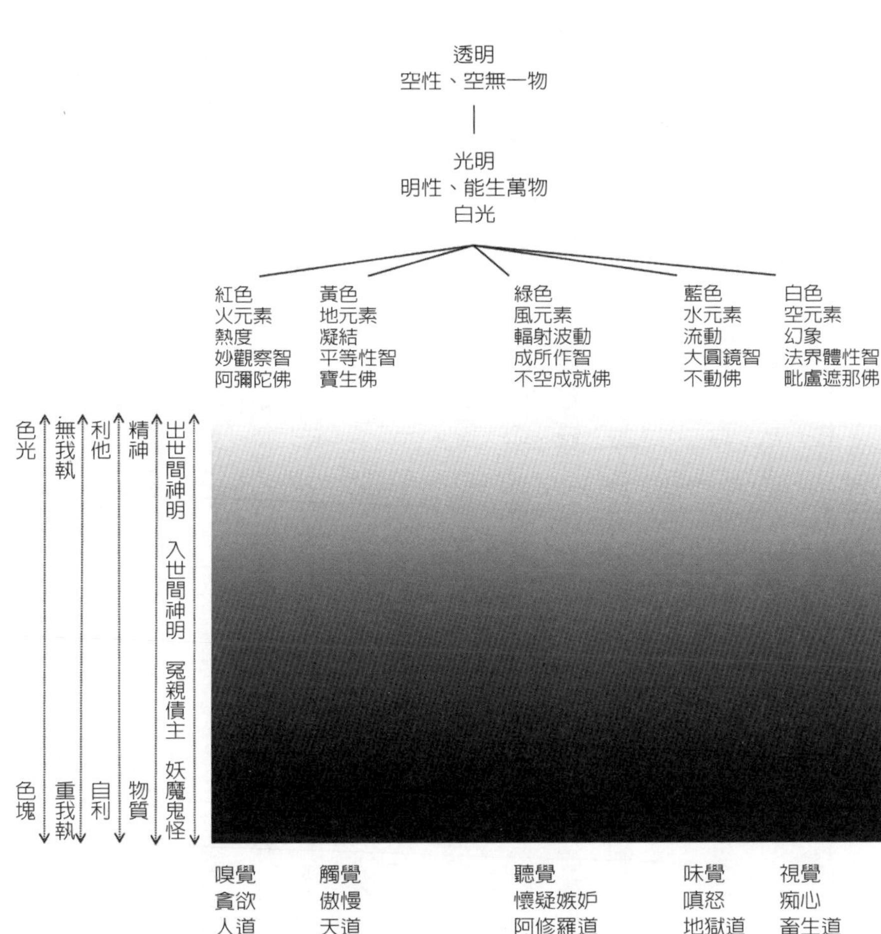

圖20 神聖光譜（神的體系）

我們會發現，神的國度與眾生的國度同時存在，兩者皆有空性（透明或黑色）、能生的力量（白色），以及產生一切萬物的對象（彩色），但差別在於「神為世人」而「人為個人」，並因此變動產生不同的業力及因果關係，形成不同的世界。

我們所迎請的對象是宇宙最高本體，由於位階過高，存在於絕對的清淨、透明、純粹、無染（為法身特質），所以，祂無法自己來救你，因為祂過於清淨、透明、純粹、無染，故而一般人根本無法感覺到祂的存在，所以，祂能對你起的影響作用過於隱性且緩慢，只有極少數人在與祂的特質頻率相近時，也就是原始光明心性完全處於清淨、透明、純粹、無染時，才能與其相應而感覺到祂的存在。

但是，因為祂能生萬物且無所不包，便會往下連接「地、水、火、風、空」的特性與力量，轉化成為某些清淨的人能夠感覺得到的「狀態」，屬於「報」身的性質，也就是是以清淨氣身、明亮光體或清淨能量體等力量來救你。然而一般大眾還是需要見到這些能量光體的形象，所以這些光體便依照當時人們所想像及繪畫出來的樣貌顯現，以具體呈現及有效溝通，成為各種佛、神、菩薩、神明、仙等形象。

不過，由於屬於清淨氣息的神（代名詞），面對物質更為粗重強烈的眾生還是無法起作用時，便會更往下與物質性質相互連接，同時會化現出具有身體的人（化身），像是因為要幫助眾生而轉世投胎的人等，這樣便可與眾生的習氣相差不遠，可讓這些人感覺得到、進而幫助他們，甚至也會化現在六道（天、人、阿修羅、地獄、餓鬼、畜生）各處所，來幫助這些生命。

最高本體及其幻化的各種光體及形狀無所不在，所以祂完全與我們同在，因此以各種形貌來救度你是立即且有效的。也就是說，祂一直與你同在，不是祂不想用原貌救你，是因爲原始狀態在物質的現實世界相當不容易感覺到，卻爲了救你而轉變自己的頻率與能量，成爲在當下能起作用、形形色色的樣子。

最高本體的體性是清淨、純粹、透明的，我們可用黑色（或透明）表示，然而其本質卻能顯現出無比明亮的能量光芒，我們以白光表示，因爲在白光中隱藏著超越一切萬物的強大能量。爲了因應眾生的願望需求，顯現出各種不同的力量，所以，我們用各種彩色光芒來表示能量。

這個力量來自於絕對（圓滿無缺）的「能動」而產生絕對（圓滿無缺）的力量，進而無堅不摧、凡事可成，以及絕對（圓滿無缺）的「所動」而能幻化各種絕對（圓滿無缺）的念頭，進而依照眾生的需要變化各種方式及形象。

因爲想要幫助眾生的願力之故，雖然自己知道自己的心性是圓滿無缺，其原始光明心性還是因爲對眾生產生的悲心、憐憫心等，極微細的心開始擾動極微細的風（氣），所以從清淨、透明、純粹、無染的狀態下，產生「心氣合一」的能量狀態，爲清淨氣身、明亮光體或清淨能量體等力量，於是出現集合清淨能量的「報身」光體與形象，而此能量光體也與宇宙五大元素的力量融合，於是不同的報身擅長不同的凝結力（地）、流動力（水）、熱力（火）、波動力（風）、幻象力（空）等能量性質，某些光體爲了要與人類或其他生命體有效溝通，便會化現爲他們能夠辨認的形象，所以會借用人類創造出來的稱呼、語言、形象，長期之下就變成代表此能量體的名稱、符號或形象了。

宇宙的五大神聖系統

因爲「地」元素的分子凝結、物以類聚等特性，萬物皆可從此元素生長，因此也萬物平等，故讓我們獲得「平等性」的智慧；因爲「水」元素的流動特性，一切萬物皆四處流動如水波幻影，讓我們知道宇宙間一切都是「大圓鏡」智慧的特性；因爲「火」元素的燃燒熱力特性，故讓我們產生像火一樣的熱量，去體驗感受到更微細「妙觀察」智慧的特性；因爲「風」元素的輻射波動性質，宇宙一切萬物都是量子，也是波動及頻率，進而了解現在所做一切都會產生動力，總有一天會成熟，宇宙間充滿「成所作」智慧的特性；因爲「空」元素具有能從無到起任何幻象的作用，一切所聞、所見、所觸、所說、所感都是虛幻變化，而且皆從我們永恆不變的原始光明心性發展出來，宇宙間充滿「法界體性」智慧的特性。

在整體的神聖體系下，我們也可依照這五種智慧的功能，區分出五種分類系統（如圖

20是用不同顏色表示）。神的專長功能不同，是因爲過去因緣的關係，也就各自擁有不同的地、水、火、風、空等元素的力量，這個特性如果轉爲一般具有我執的特性，就好像不同人會習慣於不同的「貪、嗔、痴、慢、疑」等專有的習氣特性。

此外，有些神不只與宇宙五大元素的性質與能量結合，還進一步與宇宙五大元素的物質層次結合，形成「化身」，具有物質形象的生命體，例如轉世爲人等，來幫助與他過去有因果關係的眾生；然而過去沒有因緣的人們，因爲缺少過去的連結關係，即使想要幫助也不容易達到，甚至過去屬於惡緣者不僅根本無法幫助他，他可能還會誤認爲你是在害他。

神與我們都來自同一個宇宙最高本體

我們與最高本體的來源、性質與力量都是一樣的，都具有宇宙的力量。我們的原始光明心性從宇宙而來（至今也沒有離開），起初因認爲極微細的原始光明心不足而往外求，於是原始光明心產生的擾動帶動極微細的原始光明氣，當時機逐漸成熟，加上父母及外在環境因素的因緣際會而開始醞釀生命體，也就是開始從原始光明心性結合五大元素等物質及能量的一連串過程。而宇宙五大元素的物質與能量特性，在長期演化中發展出五種感官能力，包括：因爲「地」元素的作用產生觸覺；因爲「水」元素產生味覺；因爲「火」元素產生嗅覺；因爲「風」元素產生聽覺；因爲「空」元素產生視覺，而具有各種感官與外在聯繫、接受、判斷資訊，及處理各種事物。

神與衆生的差別

然而，「神爲世人」而「眾生爲個人」而心氣動搖，產生輪迴，兩者差別如下：

一、神因爲施予（利他），古今中外各地多以呈現色光的方式展現形象，如同太陽光遍照大地，而眾生爲色塊，因爲著重在需要接受（自利）能量，而忘記自己也是色光。

二、神本身並無自我執著，即使有也不會是爲了自己，而是爲了利他，而眾生則爲了自我的執著，即使不是爲了自己而是周遭的人，還是屬於擴大個人的範圍，像是爲了自己的父母子女、親朋好友等。

三、神著重在精神的修持，眾生著重在物質欲望的滿足，於是眾生產生想要追求的對境都是由物質基礎所構成，但是物質本身的組成就是緣起變動，所以產生無止境的追逐及輪迴。

四、因爲神沒有執著，並無自己的所需，所以不會有任何交換條件，這是屬於出世間的神明；而入世間的神明因爲要接近眾生，爲幫助眾生而調整能量，是不需要交換條件的，但有些或許會需要簡單的交換條件，例如：呼喚名字、眞言或符號圖像等，但是並不需要向眾生索取更多的回報。

五、因爲神無自我執著，爲了救度眾生，心的擾動產生的氣息，爲智慧氣息，氣息由「妙觀察智、大圓鏡智、法界體性智、平等性智、成所作智」等五種智慧產生，而一般眾生是基於自私我執而產生氣的擾動，這就是一般的「貪、嗔、痴、慢、疑（嫉）」的習氣。

衆神與人溝通的媒介：訊息場[2]

我們創造的語言、文字、圖案及符號，都是將原本抽象、渾沌的能量、粒子、波、頻率等特性，以訊息方式匯集到此對象。而神與眾生之所以能夠溝通及相互幫助，也有賴這類重要媒介：語言（如神的名稱、咒語、歌頌曲詞等）、文字（如神的名字、咒語等）、圖案及符號（如神的長相、代表符號等）。這些媒介一方面具體化抽象的神，另一方面也區分了原本一樣本質的神（最高本體），如此才有可能與眾生互動。

在神聖光譜中，光本身是能量、粒子、波、頻率（及訊息）等特性。我們運用光譜來表示完整的神聖體系，最高本體爲一切萬物的體性，爲絕對的純淨、透明，爲「空」而能生一切無限萬物，爲「法身」特性，以黑色或透明表示；「空」無一物卻能生無限萬物，這個能生的力量爲「光明」，爲「報身」的特性，以白色表示；因爲眾生不同需求而再次從白光中分出不同的各種色光，爲「報身」的色光；從各種色光中再往下與物質特性逐漸結合，分成不同層級的光體，以接觸不同的眾生對象，從各種「色光」變成各種「色塊」，爲各種「化身」。

同樣的，眾生看似由物質形成軀體，以「色塊」表示，其實本質同時也具有各種「色光」的能力，以及透明的空性，因爲自己原本即與宇宙同在且圓滿無缺；但是，因爲自認爲有所缺漏，對外追逐而產生無止境的輪迴。然而，我們從宇宙來，同時也具有宇宙的一切特性，自己本身已經是一個完整的宇宙，往上修持只是發現我們原本已經存在的特性，也就是圓滿的空性智慧及一切圓滿的力量。

這個神聖光譜其實也存在於我們的身體當中，也就是身體中央各個脈輪，由心帶動氣，氣息通往所有脈輪，通達全身各處，身體便可以運作。我們的身體本身就是一個神聖光譜完整的體系。

第四部

宇宙實相

命運是你在宇宙的移動軌跡

在物理學中，時間等於距離除以速度。然而，從心理層次來看，命運的長短及好壞主要在於「自己的心」所賦予的意義與價值。命運的長短及品質是由許多特性所形成，影響命運的主要性質包括：一、我們自身起心動念的性質，就是所謂的意識及由意識具體化產生的念頭，以及面對各種狀況時如何選擇、取捨的問題；二、受到宇宙整體外在環境，在不同時空運轉下產生的影響；三、生命體在有限生命時間中的移動過程，接觸到其他個體的相互影響；四、綜合上述三者相互影響的結果。

以下，我們結合上述幾個章節的內容，並以宇宙中元素的變化，以及宇宙中存在的「能」及「所」現象，做進一步的討論與分析。

宇宙中能動與所動的力量

其實在宇宙中，「能」及「所」兩者原本是沒有差異的，卻因爲眾生本身習氣特性的差異，而產生不同「能見到」及「所見到」的對境，以及「能顯現」及「所顯現」的各種起心動念，因而產生不同的命運。

我們來自於宇宙各項元素的聚合，因此我們不僅擁有宇宙的重要元素，宇宙的力量也在我們身上發生。也就是說，我們也擁有和宇宙能量相互呼應的能力。例如，宇宙是一個變動的運行狀態，當宇宙的結構型態正好走到風的特性，喜歡風特性的個體生命，因爲大環境賦予這個屬性，而變得更有力量，依此類推，像是中國的八字、紫微或西洋占星術的星座命盤都是在計算宇宙與個人的互動關係。然而宇宙的運行總是穩定且公平的，它在某時期的屬性將隨著時間周而復始地變動。

個別的生命本身也具有宇宙動態發展的屬性，周而復始，在生命的移動過程中，隨著各種緣起接觸到其他生命個體，做出自我修正。例如：學習到歡喜、感到歡喜、歡喜離開、感到空虛、悲哀、期待下一個歡喜、尋找下一個歡喜等，周而復始。但是，基於依照經常喜歡或不喜歡去接觸到某類特性的緣起，長久下來會不小心累積下來，形成自己的習性，並形成上述的「能」及「所」而產生局部的生命現象，窄化了生命的自由及發展的寬廣度。

宇宙原本只是一個點，並沒有距離，是因爲大爆炸產生了距離，因距離產生了時間，[1] 因爲有了時間形成時間的流動，產生成、住、壞、空等現象，而這些現象依照能量不滅定律，將會周而復始地發生及消失。

以物理學而言，生命是距離，也就是這個生命體在宇宙中移動的長度。但是站在能量不滅的角度，這個距離卻是無法測量的長度，因爲生命體轉換成不同的型態進行移動。又因爲平行宇宙及多重宇宙論，生命應該是平行移動或是以多重移動的方式前進。此外，造成移動的力量稱爲業力，移動的過程稱爲業的因果實踐過程，集體的過程稱爲共業，不同的個體彼此間因爲接觸到的狀態不同，會影響彼此移動的方式、方向、結果，造成往下再次移動的起因。

在心理層次援引愛因斯坦的相對論，會發現我們的身體在各時空移動的距離不等於心理的距離，距離與心的覺知極爲密切，生命不是肉體上的移動，而是心理意義的流動。

如同我們將心識放在想要追求的對境上，如果對境滿足你的需求，你會認爲這一生相當愉快、人生是美好的，於是你會覺得生命太短而感到悲傷。然而，因爲快樂屬於外來的刺激，只要是刺激就會麻痺，也需要不斷追求更大的刺激，才能滿足對快樂更大的需求，避免快樂消失時產生的痛苦，如此便產生貪的性質。此外，我們將嗔怒心放在對境上，透過嗔怒的對境讓我們覺得這一生是痛苦的，於是度日如年，也同時產生嗔的習氣性質。

若將心放在內境上，認爲反正人生一切都是虛幻、毫無意義，不想察覺及面對當下每一刻發生的事物，或是經常喜歡安住在心的寂止狀態，不喜歡身體的移動而行屍走肉，對於自己內心無所啓發，無法在當下覺知一切，只喜歡腦袋空空一片，便極可能產生痴的性質與習氣。然而，如果陷入以上這些性質，無論是貪、嗔、痴，都會造成個人生命的局限，執著在局部特質之中。

因此，無論將心放在外境或內境，都會產生片段不全的性質，而眞實的心卻從來只是觀照而沒有眞正參與，參與的是此生的意識而已。**意識作為啓動身體風、火、水、地等元素相互結合的因素，因為真實的心從來沒有改變**，在每一個不同的當下，可以同時感受到眞實的心及由心識產生的對境，同時感覺到：眞實的心從來沒有改變，如同大霹靂前的一個點，任何念頭都由此而生，並由此而滅，爲空性；由心識產生的對境如同大霹靂，產生動能且緣起緣滅、成住壞空等周而復始的變動現象，就像是緣起。而大霹靂爆炸前一個點的不變、大霹靂爆炸中的創造力量、與大霹靂後無限大的變動，合起來就是眞實心的內在實相及外顯現象。

大霹靂之前萬物不分、也無法分開，而成爲一個點。所以，一個點代表全部、全部也代表一個點。然後，在大霹靂時先是大爆炸分散，之後物以類聚在一起，宇宙在變動中運行，不同的元素一再交融、改變，形成不同的物質及性質，又在不同的時空中不斷變動。整體宇宙的大環境結構、型態與元素之間的關係都在變化當中，產生「能變動的力量」及「所變動的對象」兩大部分。

因爲一再變動，造成站在不同的局部位置來看，因爲擁有自己的「能變動」及「所變動」性質，且與其他「能變動」及「所變動」性質產生融合的作用；再加上站在不同的位置，僅能見到那個位置所見到局部的「能變動」及「所變動」的整體現象，而每一個位置「能見到」及「所見到」的事物又大不相同，如此相互交疊而形成非常複雜的空間。

以太陽系而言，由太陽射出的太陽光，包括紅、橙、黃、綠、藍、靛、紫的全光譜，可是各個星球卻因爲自己的屬性，反映出不同的顏色。這是第一個被自己屬性局限的層次，爲自己「能變動」狀況及「所變動」的樣子；第二個被自己屬性局限的層次，爲見到此現象的人，又因爲每一個人過去經驗不同，自己「能見到」的能力及對於「所見到」的對象，有不同的認知及感覺，於是更加複雜地形成多重觀點。如此，對於宇宙整體的理解，變成只有切入觀點及切入後如何進行科學方法及詮釋的問題，沒有一個標準答案，因爲每一個答案都是從自己的位置與角度切入而得到的。

從宇宙觀點看命運

在宇宙大霹靂之下，我們依照宇宙的性質，區分爲地、水、火、風四大特質。當時宇宙從微小的一點，瞬間爆炸成爲無限大（風）的力量，且瞬間溫度無限高的熱能（火）因溫度下降，形成流動（水），而後產生凝結，形成星球（地）。也就是說，宇宙大霹靂是以風、火、水、地等特質及順序逐漸形成的。[2]

生命個體從原本的「空」中，因爲心產生擾動駕馭了氣，產生意識，投入及結合父母的因緣，同時啓動了風、水、火、地等元素，依序循環，產生具有物質的身體時，意識本身的性質將影響身體形成的性質。宇宙大環境風、水、火、地的力量將會與個體生命相呼應與聯繫，並影響此身體的內在力量、性質及形貌。此外，也會影響此身體在未來不同時空中移動的狀況，一般人稱之爲命運。

古今中外流傳著多不勝數的算命方法。算命源自對未來不確定的恐懼，以及希望能夠掌握未來的需求，屬於人的原始渴望之一。不過，在算命的過程中，又再次出現「能見到」及「所見到」，以及「能說出」及「所說出」的現象。首先，因爲解說算命師也有自己的性質，即使運用古傳的算命法，因爲解說者的性質不同、工具及方法不同，本身「能見到」「所見到」及「能說出」「所說出」的內容便會不同，即使是同樣的對象，解說的內容卻不盡相同，很多還與事實不符。

而所謂的通靈，更無道具及計算公式，全憑通靈者抽象的「能見」力量及闡述「所見」的幻影。然而，每一位通靈者都有各別差異，所以經常同一件事情卻「見到」不同的畫面及說法。

這些因爲差別性質所產生的「能所現象」相當複雜，無法通過現代科學標準的檢測。不過，卻隱藏著一個宇宙的道理，就是「能所現象」，並依此產生多元複雜的層次，而我們的命運就是在這現象中產生不同的移動軌跡。

業力的絕對運動定律與相對運動定律

業力的絕對運動定律

牛頓的運動定律不只對物理學有貢獻，用於心的動力，也可理解如下：在心的運動不受其他外力的影響之下，會直線往前進，這是「業力」。以下公式，轉用就是「業力的絕對運動定律」，如圖21所示。

值得留意的是，公式中兩個個體在社會上的距離（r），因爲目前網路串連速度太快，這裡的消息可能在地球另一端都同步知道，所以現在的社會中「r」值接近於零，也就是說，m1及m2相互間的共同業力相較過去社會，變得非常的大。

心的第一運動定律延用牛頓的第一運動定律：慣性定律。就如同心識一樣，如果心不向外跑，在沒有外力介入時，則靜者恆靜；但我們的心往外跑而碰到外力時，如協助、競爭、挫折或新的機會，心的運動（念頭）便會產生改變，像是改變念頭的方向或起心動念的速度等。因此，心的第一運動定律的啓示，就是我們一直沒有察覺長久以來已經往外跑的心識，其實一直受到外力的影響而變動。

心的第二運動定律沿用牛頓的第二運動定律：運動定律。我們的心識受到外力影響時，內心的衝擊性與外力成正比，與自己心的定力成反比。

心的第三運動定律沿用牛頓的第三運動定律：反作用定律。也就是說，作用在物體的力量與反作用力作用於物體的動力，會出現大小相等且方向相反的現象，故稱「心的反作用定律」。

我們的心向外追求外在事物時，會先產生第一個作用力，心向外時其實內心會同時產生反向的力量，例如你若感覺到自己做的某件事是壞事，其實內心會出現掙扎的反作用力，而你施捨貴重物品給外人時，可能也會出現心疼的感覺，或者因爲施捨而想要換取掌聲等回報。除非施捨

$$F = G\frac{m_1 m_2}{r^2}$$

圖21 業力的絕對運動定律公式

的作用力很小，對你來說不痛不養。

在內心不斷向外追求的過程中，也會碰到外力的對抗，產生第二個反作用力，使得內心需要一再回應及調整。例如對於自己想追求的事必定無法滿足，因爲會受到外力的對抗，於是心就處於上上下下、坎坷不安的過程。某些人也可能在人生中受到不當衝擊或壓抑的外力，造成內心強烈的後遺症，例如強迫症、妄想症等。也有些人可能因爲心的突然鬆懈，產生強大的反芻力量，例如靜坐時產生強大的幻象等。

業力的相對運動定律

相對論著名的公式爲「$E=MC^2$」，我們將該公式轉爲圖22，來說明「業力的相對運動定律」。

「$E=MC^2$」就是「業力＝社會地位乘以事件程度的平方」。這個公式說明了社會地位愈高或社會影響力愈大者，其業力就愈大，以及事件發生時的影響速度愈快，則業力愈大。如果由社會影響力愈高的人做出影響速度愈高的事件，則業力具有雙重的加速力量，這就是「業力的相對運動定律」。

目前資訊媒體過於發達，加上全球化發展，「C」加速了業力事件的影響速度，所以如果從事善業，可快速產生強大的擴大效果，反之亦然。然而，我們的業力如何形成共業呢？就如同牛頓的萬有引力定律，個體性質相近者會相互吸引，並產生更大的業力相乘效果。而在愛因斯坦的相對論中，因爲集體的作用將使得事件的影響速度愈快，而加乘了業力的作用力，或是具有社會影響力的人們集體做出改變，對於社會改變的力量將會更大。

啓示

在「業力的絕對運動定律」方面，因爲業力不受其他業力的影響時，會直接往前實踐，所以這道公式啓示我們業力的起因很重要，將會依照起因的性質而影響結果。

在「業力的相對運動定律」方面，我們獲

$$E=MC^2$$

E：業力

M：社會地位或社會影響

C：業力事件對社會的影響速度

圖22　業力的相對運動定律

得兩個啓示：一、每一個人的社會位置不同，思考問題的角度不同，即使是同樣一件事，卻會有不同的觀點，而產生許多爭議，如此我們更應該客觀思考、包容更多聲音，因爲不同的觀點只是因位置不同而造成認知差異；二、社會地位愈高、愈具有影響力的人，對社會的影響愈大，所造的業力也愈大，而且所造的業力事件傳播速度愈快，則所造的業力也愈大，我們要相當小心，尤其是少數社會地位崇高的人及媒體，更需要留意。當然不只是人，某些社會的重大新聞事件，當事者的言行舉止及報導者的行爲，同樣都是產生業力的運動作用。

心性的一元性及二元對立

二元對立、科學與宗教

我們和整體的社會，都是由各種二元對立的觀點所建構而成，因此各種爭議從古至今不斷發生，影響社會整體宏觀及個人微觀的觀點。在宏觀方面，基於各種二元對立產生的社會整體狀況在較為緩和時，形成社會的主流價值，因主流價值是由大多數人共同形成，故有穩定社會的功能；但當兩個相互對抗的力量被雙方陣營凝聚起來時，將因為衝突而產生社會變遷，甚至是革命。

在微觀方面，二元對立是一連串個人社會化的過程，從家庭教育即開始，使得嬰兒逐漸能夠辨認社會，例如黑白、大小、長短、高低、輕重、善惡、苦樂等判斷。但也因為每一個人的社會位置不同，觀看的角度不同，認定的標準不同，容易使得親友、同事、社會成員間出現不同的看法而造成衝突。

在科學的研究領域裡，也因爲一開始即以「唯心」及「唯物」的二元對立觀點來研究世界，使得當今大部分的科學研究容易偏向物質領域，科學家也經常不小心就將自己框在一個界線內。雖然當代對於物質的相關研究相當蓬勃，但科學研究應該是尋找宇宙的眞理，我們對於心性的科學研究卻非常薄弱。現在的科學過於偏向物質範疇，也說明了與一開始即以二元對立概念爲研究基礎有關。

就連古今中外以唯心論及精神修持為主的各個宗教，也因不同教義的二元對立觀點，而逐漸失去真理。因爲在每一個教派之中，必須建構出自己的神、且以此爲中心，還要透過各種手段排除其他人心中的其他神；同樣的，其他神的信眾也會強力排除其他人心中的神。因爲二元對立，社會上的宗教戰爭從古至今永無止境，尤其是終極信仰者，這些人是最虔誠的信奉者，才會爲自己的神做出奉獻生命的終極犧牲。[1]這些犧牲者抱著將此生奉獻給自己的神，以進入祂的淨土，獲得祂的擁抱。

因爲不同宗教對於不同神的信仰，而產生二元對立，讓世界各地一再發生各種宗教戰爭。所以，在各個教派中，大部分的教義都倡導和平，但教義其實卻是拿來排除其他宗教的標準。然而我們要問，各教派中二元對立的相關教義，是自己的神所造，還是自己的人所造？

拉回近代歷史來分析，在全世界以西方國家爲主的近代歷史發展中，因爲工業革命之後，宗教逐漸被除魅化且與科學研究分離，而科學以社會主流菁英之姿及二元對立的觀點，認爲不適用於我的標準就是非科學。另一方面，宗教在近代發展下逐漸沒落，大學殿堂訓練學生的目的，是讓他們有一技之長，能就業工作，而有關道德、心理與心靈問題就交給宗教。不過，宗教發展卻愈來愈成爲一種迷信的非主流價值，於是工業革命後社會問題叢生，人們努力工作，生活非常忙碌，卻找不到自我，內心相當空虛、空洞。

然而，我們可以進一步去思考，科學與宗教眞的是二元對立嗎？

透過對於近代科學研究哲學基礎的觀察，我發現雖然近代科學講究唯物主義，科學家及科學知識也努力要與宗教的唯心主義對立、脫離宗教，卻也受到宗教觀點的影響，像是基督教與資本主義的社會發展趨勢有極爲密切的關係。[2]

二元對立下的宗教

某些宗教進入天堂、獲得永生是不確定的，信眾需要努力耕耘及工作，藉由豐收的成果來榮耀他們信奉的神，以便做神的子民接近神，增加進入淨土的機率。但如此的特性，卻可能形成貪之因。此外，這種概念持續強化，到後來脫離了宗教，反而造就近代資本主義社會的發展，這也說明了爲何當今實行資本主義的國家，都明顯反映出比其他國家更貪婪的社會特性。

在另一個同樣信奉唯一上帝爲眞正神主的教義中，因爲具有非常強烈的中心擁護性，故也同時產生出強烈的排他性，容易讓社會朝向嗔之因發展，在世界各地發動戰爭。

另一個宗教因爲強調在人間世界中諸行無常，一切皆苦，由此觀點產生二元對立概念，於是很多信徒開始逃離原有的日常生活，以爲一切現實世界、實際的生活都是苦的，花費許多時間進行禪定端坐，追求心靈的平靜及永恆的快樂，社會因此產生了痴之因。這也說明了爲何眾多信奉此宗教的亞洲國家，相較於其他國家更爲貧窮、落後。

這些具有貪、嗔、痴等特質的國家，對於不是自己認同宗教的國家，因爲二元對立產生優越感，而形成慢之因；又因爲無法對其他宗教的國家產生悲憫之心，而產生吝之因。這些都是立基在二元對立而起的世界。

不過，若神爲眞理，神與眞理都只來自同一個起源，爲何不同的神說法不同，還彼此矛盾，甚至相互衝突？眞令人無所適從，甚至還懷疑是否有神存在，還是有人假借神的名義在背後進行權力操弄？

若神眞的存在，爲何又要允許這些人做不是祂旨意的事情，或是神既然高高在上、無所不能，爲何又不處罰假借祂的名義行個人圖謀的人呢？各宗教的神都是從人的各種二元對立概念創造出來的，就如同人類的起源來自同一個祖先，推論各種神應該來自同一個起源，也就是一元性特質。

如果神具有一元性特質，應該就如同太陽光一樣，是包含各種色光的完全光譜，只是因爲被太陽光照到的被照物特性不同，以及不同特性的見到者又看到不同特性的被照物，進而依照自己的觀點加以解說，並建構、形成神的中心思想；因爲建立了中心思想，故凡是與中心思想相違背者皆爲罪惡，產生宗教的二元對立觀點。

基於此，爲了效忠自己的神，必須展開積極的實踐行動，我們以「神選說」概念來說明。因爲自己認知的神是高高在上的，進入其國度是由祂來挑選而眾生無法預測，因爲信眾無法證明自己是否能得到神的擁抱，死後能進入其國度，於是龐大的信眾對於由人所說的神之教義深信不疑，並積極付諸行動，希望有朝一日能獲得神的青睞。

回到心的一元性

我們需要回到一元性，神或眞理只有一個，只是世人在不同時空以二元對立的方式去看待，並形成龐大、複雜及各自的解釋罷了。我們從宇宙而來，也會回到宇宙，換句話說，宇宙是母體，我們就是子體，經由長期的世代演化交替，在宇宙中擁有的物質元素或構成方式，我們身上大致上也會擁有，而且構成的方式或比例可能極爲相似，尤其是我們居住的地球，以及影響我們白天及夜晚作息的太陽與月亮，其相關元素或構成方式與我們更爲接近。換個角度說，廣大浩瀚的宇宙母體氣場及其運行方式，也會在子體的身上發生。所以，觀察我們自身，其實已經暗藏許多宇宙間的祕密。

宇宙作用在我們身上的三個層面有：一、物理層面：我們身上構成的元素與宇宙的物理元素相近，可初分爲地、水、火、風、空等物理元素；二、生理層面：我們不只是由物理元素所構成，還發展出視覺、嗅覺、味覺、聽覺、觸覺五種感官，藉此中介內在與外在的感知，透過氣推動內分泌系統，與五大元素進行交互作用，產生生、老、病、死的過程；三、心理層面：也是最重要的層次，以此發展生理及物理，產生有覺知與肉體的生命型態。起初由原始光明心性牽動極微細的原始氣，因爲產生對境的需求，心開始擾動產生獲得對境的貪氣、得不到對境而憤怒的嗔氣、苦苦等待獲得對境的痴氣、獲得對境時自以爲高人一等的慢氣、懷疑或憎恨他人獲得對境的疑（嫉）氣等，五種習氣具有五大的特質，而且大腦思考的能力也與五大性質相關：能凝結形成各種念頭及記憶（地）、流動匯集（水）、演繹增廣（火）、創造變動（風）等，這就是每一個念頭的基本性質。

在上述的心理層次方面，**最根本的基礎就是心，心的一元性包括「無限」及「無量」兩個基本特質**，可從兩大方向進行說明：一、在質化方面，在此層次宇宙的母體是變化任何一切的基礎，因爲具備各種性質出現的可能性，所以爲無限的性質；二、在量化方面，因爲是包含一切數量的基礎，你可以不生起念頭，也可以生起很多念頭，所以具有無量的特性。

上述皆爲心具有一元性的特質，但爲何我們卻被塑造爲僅有局部特定氣質之「有量」的人生及生命體，原因就如同上述所說，我們被社會上眾多的二元對立概念教育而成，也因爲在不同時空的二元對立概念下進行各種學習，成爲許多不同類型、甚至會相互衝突的「有限」及「有量」的眾生。我們也會因爲二元對立的社會教育，依照社會教導的觀點去了解社會，卻又讓自己陷入二元對立的矛盾中，以較爲狹隘、局部的角度去觀察及理解社會事物，長期下來成爲不自覺的習性，而忽略自己的問題，讓二元對立成爲個人習氣的根本基礎。

當我們了解二元對立產生的問題，而且只會讓眞理離自己愈來愈遠，便會明白讓心回到一元性是相當重要的功課。**如同我們來自宇宙，心的一元性從來沒有離開我們，其實二元對立也是由此分化出來的，只是二元對立比較強烈而容易辨別。心的一元性一直存在，並未離開，只是等待被發現。**

生命的起源

我們來自宇宙，你就是宇宙，宇宙就是你。地球上的生命從礦物、植物演化爲動物，所以礦物時期的特性至今都還存在，例如我們體內的元素種類、比例與地球相近，像是身體中大部分都是由水，這與地球很像。此外，植物時期的特性也同樣留存至今，像是植物從礦物演化出來的呼吸作用及光合作用，而動物又從植物脫離，產生自我意識。

氣讓心物合一，道是宇宙秩序

在中國與印度的傳統中，認爲我們是以氣將心靈（心）與肉體（物）合而爲一，並產生運作；在中國以道爲宇宙秩序，認爲生命的形成與瓦解與宇宙氣場的結構方式及運行息息相關，說明宇宙的生成爲「無極生太極、太極生兩儀、兩儀生四象、四象生八卦」的變動而成，如同宇宙大霹靂從渾沌（無極）中產生正粒子及暗粒子（陰陽兩儀），之後愈來愈複雜，產生各種狀態。

我們生命的起源也是如此，中國老莊思想認為宇宙中的恆常模式為「道」，而道是以「氣」在各個結構中加以運行、進行串連，甚至連各個元素本身也是由氣所形成。氣一直存在，氣息不只是呼吸本身，而是到處充滿，例如中醫經絡，由任督二脈發展出來布滿全身的微細脈，使用西學常用的解剖、X光照射或超音波掃瞄都無法見到，但經絡卻真的存在，只要將針灸插入氣的集中場（穴位）便有強烈的觸覺，且能治病。

所以，氣不只是一種抽象概念，而是身體運作的基礎，包括能量、波動、物質等傳導作用。如此，氣與當今量子物理學研究的量子有相似之處，只不過中國的氣更重視元素間的關係，如五行的相生相剋就是研究五個元素間的關係，而氣的自然法則為道，即宇宙真理及秩序。不同的是，量子物理學是研究單一量子的動力分析。

生命如何形成？

我們來自宇宙，個別生命原與宇宙母體是相同的，但個體生命啟動之初在於心動，產生自我意識而變成不同。我們在原始狀態下，心與氣是一體、合一的，而原始心具有帶動原始氣的能力。因為受到宇宙萬物外在環境運作的影響，以及個體的原始心對於自己的原始氣產生混亂、模糊（無明），原始心與原始氣開始分離，以爲自己的原始氣是另一個它。原始心開始產生不穩定的擾動狀態，而形成個別性質，成爲具有差異化個體生命的起點。

個體化的生命是因爲自我感覺不足時，才會同時產生自我感，也就是你認爲欠缺之處，就是你的自我感來源，並以此產生動力（業力）四處追求，就如同你認爲自己不夠美麗時，才會追求美麗。

因爲自我原始氣的擾動，加上外在宇宙動態氣場的影響，自我原始心對自我認定的不足，便從原本心性具有全面圓滿的特性中，產生自我局限的個別特性。

如表2所示，原始光明圓滿的心性（無漏）因自我認定不完整而有所缺漏（有漏），便產生動搖，牽動原始微細的風，因無明產生我執；又因我執產生不足與足的區分，也產生了二元對立的根本基礎（根本因）。從二元對立中同時產生不圓滿、對境及追求對境的力量，而產生痴之因，痴原本如同光具有通透的性質，但因不足而產生模糊、遮蔽障礙的不清淨「空」的特性，在渾沌中出現不清晰的對境。在此出現往外追求對境的力量，形成貪氣，貪就像在原本一切圓滿的光中分出了熱量及熱能，具有火的特質，以展開熱烈追求不足之處。

因貪卻追求不到時，就產生嗔，嗔的性質起初也如同圓滿光一樣，具有能明亮一切的力量，如同水能淨化一切的能力，但因爲嗔起而產生混濁及倒影，就好像我們嗔怒時便容易意氣用事。此外，因獲得貪而認爲比他人優秀時產生慢，清淨的慢像是圓滿光從中心發散一切

表2 原始光明心性因氣的動搖所產生變化的特性

氣質	五大性質	起因	原始作用力性質	產生不清淨的對境	具體化特性
痴	空	由無明產生	和光一樣具有通透一切的力量	產生不通透的侷限	意識、氣質等
貪	火	由癡心無明向外產生貪	和光一樣具有能焚燒一切的熱量	產生向外追求的熱	溫度、熱能等
嗔	水	由貪心的不足產生嗔	和光一樣具有明亮一切的力量	產生渾沌、倒影的光	液體流動、夢境等
慢	地	因為貪的足產生慢	和光一樣具有產生一切色光的力量	以我執之優與他人比較	骨、肉等
疑	風	因為貪得不足產生疑	像光一樣具有輻射的動能	以他人之優與我比較	氣場運動等
吝	風	因為貪得不足產生吝	像光一樣具有輻射的動能	以我執而不分給他人	氣場運動等

色光，就像地一樣具有擁有及能生一切的力量，但我執的慢只是以我爲中心。而獲得貪卻懷疑比他人不足，則形成疑的氣質，或是守著已貪得的部分，不願分享，則形成吝的氣質。清淨圓滿的疑及吝原本像是圓滿光具有輻射、融合一切對象的力量，也如同風一般能到各處，卻因爲自我窄化而喪失能力。

五種習氣其實是五種色光

上述由原始心性產生擾動的五種具有我執無明的氣息，用圓滿的光來分析，在清淨時能以五種色光來代表：一、痴爲白（或藍）光，白（或藍黑色）光象徵沒有產生渾沌狀態，而轉痴心爲冷靜。二、貪爲紅光，因爲貪如同紅色的熱情。三、嗔爲藍（或白）光，因爲憤怒轉爲平息、冷靜。四、慢爲黃光，象徵將唯我獨尊轉爲對眾生平等，每一位眾生都是同樣的黃金。五、疑及吝爲綠光，轉懷疑、吝嗇爲相信及佈施，如同綠色具有萬物蓬勃生長的生命力。

一般轉世種子從習氣而言，都具備貪、嗔、痴、慢、疑、嫉等習氣，當大環境一直在運動的時空中，特定時空的氣場特質（共業力）在個體與其相應時，便開始進一步以意識種子投入，依序爲「識、行、想、受、色」等五蘊[1]積集，且由「空、風、火、水、地」等外五大元素產生肉體，同時產生「眼、耳、鼻、舌、身」等五根，以及其產生的對境「色、聲、香、味、觸」等五塵。此外，身體在死亡時瓦解的順序，[2] 由「地」作用開始，身體無法動彈、骨肉運作崩解，接著「水」作用的瓦解，液體變質、停止流動，接著「火」的消失，溫度、熱能完全喪失，接著「風」的喪失，氣息完全停止，之後脫離此世有緣的父精、母血，[3] 回到原本原始光明的心性，完成轉世的過程。

圓滿的心

原始光明心性的一元性也可以用「空」和「氣」來說明。空是一元性，包含一切又可變化出一切，為所有生命體的基礎。氣是心所帶動的對象，也是心外顯的對象，和心一起形成氣場、波、能量、物質、訊息的狀態。一般人的心經常以「不空」運起局部的氣，也就是心有了識而擾動了氣。「不空」的心產生二元對立的作用而帶動了氣，由氣息帶動了化學元素，以微弱的電力與大腦神經元儲藏的記憶資料庫進行串連，具體發展形成念頭。其實觀察自己便可知道，在思考時，大腦內經常會出現畫面情境，便是來自過去的生活經驗。

氣也會帶動內分泌，讓內分泌進一步加強原有「氣的情緒」；氣也會一步步啓動化學元素、神經傳導、筋、肌肉等，帶動整個身體並展開行為。於是起初由心起氣，之後強化為念，並逐漸與身體其他器官結合，成熟向外「行業」，如說話（口業）、行為（身業）。

當你的心愈是空，則心愈加寬廣，氣也會更加穩定而容易被心掌握，例如：起嗔恨心是生氣，為何會「生」氣，是因為心被自己狹隘住而運作了氣，當你的心愈寬廣，則氣愈加穩定，便不容易動怒。這就是「業的動力學」。

從本源、專注到無限

如果你的心到了完全「空」時，心停留在無限的安定中，便會形成無限的自在，因為心無限寬廣到可以容納一切。此時，氣因為心的關係，也會形成無限的氣息，各種念頭不會妨礙自己的心性，而能因應各種狀況任運而生，形成無限自由的狀態。

進一步說，圓滿的心就是心處於一元性的狀態，也就是「0=1=∞」的狀態。當我們的心處於「0=1=∞」的狀態，也就是當「性空=一念=緣起」（即本源=專注=無限），便是心的一元性，也可以說是禪定心、金剛心、圓滿心。有關「0=1=∞」各項符號代表的重要意涵，如表3所示。三者缺一不可，三者合爲完整。

當我們的心是完全的空，則包含一切無限，此時的氣將無比專一、純淨，起心所動的第一個念，力量也將會是最強，之後將透過此念去連結大腦神經元中過往經驗的記憶，並出現幻象及念頭。[1] 此外，並不是我們的心準備好了才會存在，圓滿的心一直與我們同在，未曾離開。圓滿的心就是我們的心，只是我們長期以來一直在生活中應付遇到的對境，大腦一直指揮身體處理這些事。過去我們的大腦一直以片段不全的方式存在，而圓滿的心也一直等待

表3 圓滿的心「0=1=∞」之分析

0=1=∞	0	1	∞
禪定心	性空	一念	緣起
金剛心	本源	專注	無限
圓滿心	空	明（昭）	遍滿
體性	圓滿	金剛	無量
作用（因）	心	氣	念
三身（果）	法身	報身	化身
自性	不變	創造	變
三毒	痴	貪	嗔
三聖	大智	大力	大悲
修持方法	歸源	攝持	幻化
脈輪	心輪	喉輪	頂輪
轉為金剛智慧*	法界體性智	妙觀察智	大圓鏡智

＊在金剛智中，除了法界體性智、妙觀察智、大圓鏡智之外，其實還包括了平等性智、成所作智等五大智慧，但因為後兩者與身有關，在此尚未形成身體，故未涵蓋此二智。此外，法界體智為一切萬法皆由空性所生；妙觀察智為能覺知世間萬物一切真實面，救度眾生之起心動念為專注且無其他雜念；大圓鏡智為能觀察到一切萬有皆為變動虛幻，如同鏡中顯像；平等性智為各種眾生與宇宙一律平等；成所作智為一切所作的各種行為都會有成熟的一天。

被發現。

禪定的心

在禪定的心方面，如同釋迦牟尼佛「緣起性空」的精要。緣起及性空是雙運、雙修之意，我們的心需要透過緣起來進行分析，即所謂的「煩惱即菩提」，空性的心如果沒有明察緣起，容易淪爲痴的因（痴心的開始），而一直處於緣起沒有性空的認知，更是讓念頭一再湧現、生起、變動、流轉。換句話說，當下愈是透徹地了解緣起、愈是了解無我，則愈是進入廣大無邊際的空性，或者是當下愈是處於無邊的空性，更能觀察到更微細、完整、周遍的各種緣起。

那麼，禪定的心如何被發現呢？我們可以用輕鬆的坐姿，專注在呼吸，同時感覺到性空及緣起。此時，心愈是放空，則可能會同時出現念頭及畫面情境，這就是性空及緣起的開始。之後，也不要停留在放鬆後產生的舒適感，因爲這是造成心往痴發展的因，也不要因爲沉澱後出現許多念頭及畫面而跟著流轉，因爲這是造成心往貪發展的起因，也不需要因爲靜不下來而產生排除的念頭，因爲這是造成心往嗔發展的起因。

只要在當下了解，這是多麼難得可貴，我們正在發現上述這些片段的「我」，都是從圓滿之處產生，我們可以同時經歷心靜又產生幻境，就如同太陽光從太陽產生：我們可以感覺到如同太陽光的念頭，只是太陽的一小部分，太陽光可以幻化成各種畫面，但不是太陽的全部，而太陽又可以發射出無量的光芒及色光，更顯得廣大無邊，如同我們的心性。

如果你的心無法專注，可以觀察自己的呼吸。平常我們的心經常使用對境讓自己專注，主要有二：面對緊張及喜歡的時候。一、一般人在當下面對外在環境愈是緊張、甚至有危機的時候，爲了因應及解決問題，將會產生眼觀四面、耳聽八方的態勢，因爲需要瞬間反應，容易將精神聚焦爲專一。二、面對自己喜歡的事物也容易專一，像是遇到自己喜歡的外境時，會將心停住在對境上，或是面對自己喜歡的內境時，也會專注在上面。而當上述緊張危機消失或喜歡的事物不再出現時，就容易出現鬆散的心，大腦也會反芻重整，出現許多幻象，就像是晚上睡覺做夢一樣。從大腦的作用來看，這正在進行功能性的修復重組。

眞正靜定下來的方向，是要讓心能愈來愈加微細、透明及安定。就是要將我們的心性練習得愈來愈透明清澈，如同靜靜放置一杯水不動搖，水便會愈來愈清澈，我們便能見到水中的雜質。當心愈清澈，見到的雜質就愈多，這些雜質是我們過去面對環境在大腦處理時同時留下來的東西，不用擔心它會因爲心的沉澱而愈來愈多，因爲它們已經過去；既然已經過去便完全不會對你產生作用，而喜悅的是你的心因爲愈加沉澱，而能看到更加微細的雜質。

愈了解性空，則心如同水一樣更為沉靜、清澈，同時也愈能看到緣起如同水中的雜質。當你看到愈多緣起，表示自己已經愈來愈看到性空，所以緣起及性空為互補與合修。

金剛心

在金剛心方面，心為何稱為「金剛」？一、金剛心在質化方面，就是「心包含一切所有性質」，也就是「一切萬物的性質都是由心性區分出來」，故為「圓滿的質」；二、金剛心在量化方面，就是「心是無可計算的無量」，也就是「一切數以萬計的眾生都是從心區分而來」，故為「無限的量」。

我們可將其心性的狀態，比喻為太陽及太陽光：太陽為「0」，是所有光線的本源；太陽也為「1」，因為每一道光芒都有射出的力量；太陽也為「∞」，因為可以涵蓋所有顏色的光芒，而且無私地遍照各地。我們也可將心性比喻為虛空，當我們看廣大無邊、毫無任何白雲的虛空時，什麼也看不見，卻有無限變化的潛力，如同心性為「0」；而在虛空各處中皆有出現白雲的力量為「1」；什麼都看不見的虛空，卻可以出現各式各樣的白雲，因為變化萬千而為「∞」。太陽及虛空如同心性的狀態。

金剛心為念頭無量出處及含攝一切的心性，加上專注為一的力量，而無堅不摧，這個心的狀態是無時無刻都存在的，只是我們長期處理外在環境的變動，慣於將心安置在與外在接觸的管道而忽略了。因為心過於複雜、念頭過多而不易辨別，在此用「一念」為單位來分析：當念頭形成一個力量往前時，如果沒有外力介入，將會直線前進，這就是心的力量，當心含攝一切且無量時，心將獲得性空；當了解每一個念頭都具有造業的影響力時，將專注於緣起，兩者都掌握在每一個當下的時間點上。

金剛智

由金剛心所獲得的「金剛智」，可分兩個層次說明：

一、對自己的內在方面，當了解心是所有念頭的起源，將獲得「法界體性智」；當心專注於覺知任何念頭的興起與消失，將獲得「妙觀察智」；當了解自己的念頭所生出的無限對境，都是由自己所產生，將獲得「大圓鏡智」；當了解由心所發起的各種念頭，都一樣只是念頭，因此念頭都是平等的，將獲得「平等性智」；知道「心的運動定律」所專注的每一個念頭，在無其他外力介入皆會被實踐而形成業力的特性，將獲得「成所作智」。

二、對一切外在方面，當了解任何人、事、時、地、物等都來自於自己的心，心是一切的起源，則獲得「法界體性智」；當專注於觀察到一切外境都是由所有參與者的念頭及業力所造，且將依照各種緣起產生生滅現象，則獲得「妙觀察智」；當了解一切各種對境都是由心所生，心性爲永恆，對境是虛幻，我們生活在虛幻世界中，則會得「大圓鏡智」。此外，了解萬物皆平等，則獲得「平等性智」；大圓而所有眾生所形成的業力會逐一開花結果，則獲得「成所作智」。

以佛教中的阿彌陀佛及西方極樂世界爲例：阿彌陀佛稱爲「無量光佛」，爲何稱之無量光？因爲一切光從「0」的本源出發，基礎爲「空」，毫無邊際而能生一切，絕對的圓滿性質，故爲「無量」；專注於絕對要救度眾生的願力爲「1」，因爲絕對要救度眾生，故也無法計算而「無量」；產生無量光爲「∞」，因爲化成無量化身來救度各種眾生，因分身無限，故爲「無量」。

因此，**無量光佛的空性智慧無量、救度衆生的願力無量、化身無數的悲心無量，也就是「大智、大力、大悲」。此外，既然是無量，便到處皆在，也就是無量光佛的淨土到處都在，在你與本書中間也是淨土，所以阿彌陀佛所在的位置、淨土與其佛身是無二無別的。**

淨土的存在只是爲了救度眾生，所以在此國度[2]沒有個人自我，故爲「0」，且不會束縛受限，故而毫無邊界；因爲從「0」形成「1」，是基於單純的願力之故，所以專一而純淨，因爲專注且純淨，故具有強大的力量；又因爲「∞」，所以將依照各種眾生的需求，化身無限可能的形象、長相、類型等，但是如何化現出形象，則是因爲眾生的習氣之故，因此印度及藏傳密宗體系會出現不同的上師、本尊、空行、護法的形象，在道家會出現各種神明，西方國家的宗教則出現神及各種天使、先知等。

宇宙中有幾個定理，其中一個為變、不變及創造變與不變的性質，心性也是如此，因為具有變化各種念頭的力量，為「∞」的性質；因為具有創造念頭的力量，為「1」的特性；因為念頭都來自於不變的心性起源，為「0」的性質。

因爲心的搖動帶動氣的產生並轉爲念頭，故爲「0→1→∞」的幻化過程，同樣的無限眾生由氣所生，而氣來自於心性，故爲「∞→1→0」的歸元過程。

金剛界

然而在金剛界[3]而言，法界因包含一切，故可由「0」象徵；每一個本尊的報身由「1」象徵，爲沒有的肉體的氣身（能量身）；本尊依照眾生的各種緣起條件，化身無數進入六道各處，故以「∞」象徵。而「0」代表智慧及一切根源，爲法身；「1」爲絕對的願力，「∞」爲無數悲心的化身，兩者爲色身。

若眾生因爲我執產生特性而無法涵蓋一切，故「0」無法歸回原位；由心的擾動所起的氣，因爲我執而容易受到各種緣起外力的干擾，故「1」的力量不足、不穩定且渾濁；又因爲我執產生固執在某一處，故而無法自由產生無數化身，只受限在一個軀殼之中，無法達到「∞」的特質。

圓滿心

原始光明圓滿的心：是「0」為空性、「1」為明性、「∞」為遍滿一切，可見自性為廣大無邊際，且完全自在而不屬於哪個局部的心性，其修行方法為覺知到起心動念而回歸原點，

來證悟「0」的部分；透過收攝紛亂的念頭使其專注，來證悟「1」的部分；覺知無數念頭都是心性的幻化，來證悟「∞」的部分。

圓滿心也可以說明由心、氣、念的因，來形成法、報、化三身的果。在三身的果位，其中法身由心所生，具我執而不清淨的心，將因爲我執而局限在某個局部，則不能體驗法身；報身由氣所生，是一個清淨光明氣場，因爲我執產生心的不清淨，便不能體驗到清淨報身；化身由念頭所生，具有我執的念頭將形成以我爲中心所化之身，繼續執行我執的業力，而無法體驗清淨化身。許多爲了救度眾生之願力而起心動念的能量氣場，因無個人我執，故具備產生任何變化的力量，並依照有緣眾生的需求，化現出他們想要的各種形象。

附錄

對當今科學的考察及反思

當前的科學標準

我們有許多所謂科學的觀念問題，是需要事先討論及釐清的。在此，我們必須先了解當今社會中，並沒有所謂一定的「科學」及「標準」，因爲**「今日的科學可能是明日的迷信」，我們要嘗試各種新的可能**。

首先，我們發現一件根本的事情，且一再地發生，也就是符合所謂科學的標準及定義，是隨著時間的演進而一直在改變之中。換句話說，古今中外的歷史發展中，在當時社會認爲的科學，在今日的科學標準之下，都成爲了迷信。[1] 因此，我們也要對今日所謂的科學產生懷疑，科學應該只是對於現象進行描述而已，**科學本身是尋找盡量接近於宇宙間的真理，但並不完全等於真理**。

當我們討論科學最基礎的知識建構過程，了解當今科學的認定標準及研究方法可能本身就有問題之時，便不能只用一套標準去了解什麼是科學。而且，我們也必須知道，我們是用今日的科學標準去詮釋過去的科學。從未來的時空來看，今日的科學標準極有可能就像今日在看過去的科學一樣，是喪失標準的科學標準。

東方重整體關係，西方看微細數字

今日主流科學及研究方法是西方建構的一套標準。不過，西方科學與東方科學在某些領域出現極大的認知差異，也因爲這些差異，發展出自己的科學內涵及特色。

這些根本差異，可能來自西方世界長期由「數量」及「個別區分」的根本認知，來發展及建構科學知識及系統，且面對不同「質性」及「整體系統」，也習慣以此來加以辨別，然而，東方世界則偏向以「質性」及「整體系統」的根本認知，來辨別、理解及架構整體宇宙世界，即使是量化的世界，也存在著質性，以及用整體互動的觀點來看待。當然量化與質化都不可分離，且共同構成我們的世界，只是東西方看法不同罷了。

例如：在西方科學比較傾向量化帶出質化及個別微細研究的觀點，計算數量是相當重要的工作，如在古典物理學中，牛頓的三個運動定律爲重要的力學計算基礎，另外萬有引力定律也代表計算重量與引力的數量；愛因斯坦以相對論討論時空與引力的關係，這些公式因爲計算數量，而能精準地加以說明。在化學方面，一個碳加上一個氧就是一氧化碳元素，而一個碳加上兩個氧成爲二氧化碳等等，發展出影響近代科學甚鉅的元素週期表。在近代物理學方面，透過數量的計算方式，實驗許多量子的性質、移動的方式等，以機率來部分說明量子運動的世界。計算數量的方式，讓整個科學世界變得相當務實、仔細且能被觀察與計算。在醫學方面，詹姆斯・華生及法蘭西斯・克利克在一九五三年發現了身體最根本的起源祕密：由父母親遺傳的DNA染色體，共計有二十三對蛋白質密碼，其中一對是性染色體，由X或Y染色體決定性別，並經由分裂形成細胞，由細胞分裂形成器官，由器官形成各個系統，每一個系統都是由一定數量的器官及細胞所構成。當生病或某一個器官發生障礙時，以手術割除生病的細胞，就是標準的西方醫療行為。社會科學以量化研究法為主流，經濟學的總體及個體模型也是對於各種數量的計算。

然而，東方的科學傾向質性帶出量化、整體影響局部的觀點，更重視研究整體與個別、對象與其相關對象之間的「關係」。而關係的概念屬於動態而非靜態，即使用來解釋相關現象，也是片段動態的概念。

因為強調不同質性的大環境與個別對象，以及每一個對象的質性不同，遇到另一個不同質性的對象時，其關係的性質也不相同。而這些不同的性質，可區分為金、木、水、火、土五類，且在不同性質對象之間形成相生或相剋的關係，研究這些關係的形成與變動，就是東方物理學的基本內容，包括天體運行、時間流轉等對象其關係的演變，也就是「無極生太極、太極生兩儀、兩儀生四象、四象生八卦」的系統變動。而在醫學方面，醫藥煉丹是練氣與牽動金、木、水、火、土之間的關係，透過氣的流動聚集五行的精華。在化學方面，外在世界的各個元素是由氣的流動所化現，在身體內部則透過氣息的調養，產生化學變化。

量子力學研究應朝向氣場研究

上述東方科學研究這些關係的形成及轉變，就是研究氣的流動現象。所以，極微細的氣之流動現象，就是量子及量子之間的關係，也是一種動態的狀態。**量子本身是一種粒子、波、能量、場域，其實就是氣場，只是西方科學強調量子本身的研究，東方科學強調量子整體間的關係。**

然而，由於量子與量子之間的關係存在著、也影響人們的日常生活，但因爲無法被現代儀器觀察出來，在過去被視爲迷信。例如西方醫學在解剖身體時，可以清楚見到白色的骨骼系統或紅色的肌肉系統，甚至是透明的淋巴系統，然而卻見不到任督二脈及遍布全身的脈輪與脈線。

這個宇宙世界是完整且眞實存在的，並不是西方科學家發現某件事物存在，它才在這個世界出現。所謂的科學家，若運用當今主流且刻板的研究法，可能會變成世界上所知最少的人。

違反科學標準：超自然現象

今日的超自然可能是明日的自然現象

若某個現象無法被當時的科學方法檢測，我們稱之爲超自然現象；若在另一個時間點被檢測出來，我們稱之爲自然現象。

這是因爲過去運用當時的科學而無法理解時，便會認爲那一件事物是屬於「超」自然現象，因爲它超越了當時的科學方法，不是自然的一部分。換言之，我們不僅受到現代科學標準的局限，就連自然本身也受到了局限。

而過去認爲的自然，也有可能是今日的超自然現象。因爲在今日的科學知識及標準之下，反而證明了過去的答案有問題。反之亦然，今日的超自然現象，也有可能成爲明日的自然現象。**因為當科學及技術愈來愈進步，被當今科學驗證理解的超自然現象，也就被視為自然**

現象。

在過去的經驗當中，某些超自然現象與宗教密切相關、共同發展，超自然力量與宗教之間產生共生結構。不同宗教運用自己的教義來解釋當時無法被科學理解的現象，並進一步擴大認為自然與超自然都是屬於「自己所設定的神」所掌管的領域。但是，如何證明神的存在呢？過去自然界發生災害時，認為其中造成「不」自然的災害，是因為人們褻瀆了自己所設定的神明，或是因為魔（就是與自己的神對立的對象）的出現。若被解釋為神的憤怒，社會將產生臣服於神的強大不可測力量，而當被解釋是魔所為，還是要請神來幫忙，因為人們認為邪不勝正，災難總是會過去，神終究會贏，因此也信服於神的力量。

超自然現象不該蒙上宗教色彩

無論是自然現象或超自然現象，在過去只要掌握住這些力量的詮釋權，便能掌握社會的權力。若能進一步事先預測、甚至事後解決人們因為不確定而帶來的恐懼，更能夠掌握住權力、地位及財富。許多巫師便是因此而擁有崇高的社會角色，部分巫師為了強化處理這些事情的能力，更製作許多人造物，稱之為自然界的產物，包括：對神明形象及教義的詮釋、理解、掌握等形成的儀式，成為神的祭典活動；與神有關的器物成為聖物；場所成為聖地；主法者成爲聖人等。人們就在人造的儀式之中突然感覺到超自然力量，透過某些儀式活動使得信眾集體感覺到自己的神明在身旁活靈活現，甚至儀式反過來取代了對於神的信仰，因爲畢竟儀式是具體的，而神明是抽象的。

然而，所謂的超自然現象就在這些歷史發展中，因爲人爲的過度操弄，而蒙上迷信的面紗，被當今的科學家以今日的科學標準指證歷歷。這樣的結果，造成社會上普遍認爲超自然現象就是不科學的領域，同時忽略了當今的科學本身也有可能是不科學的領域。

光瑜伽的演化論

宇宙五大元素的演化

在礦物時期，爲外在宇宙能量運作的「外五大」發展階段：

一、宇宙的形成為空、風、火、水、地的「成、住」現象。大霹靂從「空」大爆炸產生瞬間的「風」特性，因爲大爆炸的「風」帶動強烈高溫的「火」特性，逐漸冷卻、形成密度較大的「水」液體特性，密度擴大形成「地」的固體特性，產生星雲、星球等。

二、宇宙的瓦解是地、水、火、風、空的「壞、空」現象。星球開始從固體及堅固的「地」開始瓦解，將密度分解爲較小的液體「水」流動特性，之後進一步瓦解爲密度更低的「火」熱度到「風」的輻射特性，最後回到「空」的特性，這是宇宙的循環過程。

在植物時期，爲「內五大」發展階段，在宇宙長期的運作循環之下，植物的內在學會了礦物時期的外在宇宙動能，並演化出礦物不具備的呼吸作用及光合作用：

一、植物的「成、住」現象。當外在因緣成熟時，種子內產生擾動（風），與外在環境發展呼吸作用及光合作用中，產生「火」[1]能量，以此火能量帶動「水」的流動，由水流動吸收「地」的養分，而存活生長。

二、植物的「壞、空」現象。植物由於「地」根部枯萎、停止作用，並喪失對「水」的吸收；缺水滋養流動，而喪失與陽光「火」的光合作用，也因無法進行呼吸作用而喪失「風」的力量。之後，一切瓦解、腐爛，回到「空」。

演化到動物時期，動物除了學會植物的光合作用及呼吸作用，還進一步在演化中產生自我意識，與宇宙最高本體（各種神聖力量源頭的「所有格代名詞」，宇宙意識場、宇宙秩序場、法界）分離爲個體，並脫離土地束縛、自由移動，去追逐想要的對境，與宇宙五大發展出更爲複雜的作用關係。

當自我意識進入軀殼時產生「生命體」的「成、住」（誕生）與「壞、空」（死亡），便顯現了一次宇宙五大的循環過程：

一、動物生命體的「成、住」現象。在「空」中因爲執著產生意識「風」的擾動，逐漸增強爲呼吸作用及氣（風）的擾動，而帶動「火」的熱量特性[2]；身體的「火」進一步與陽光產生光合作用[3]，在熱作用後冷卻凝結爲密度更大的「水」液體特性，滋養並凝聚出密度更大的骨肉等「地」的特性，爲動物生長所需。

二、動物生命體的「壞、空」現象。開始時，身體動彈不得、無法支配動作，「地」（骨肉等）固體作用停止運作；之後無法控制身體各種「水」液體的流動，接著逐漸失溫，「火」停止作用；接著身上所有氣能完全停滯，「風」停止作用；最後完全失去意識「空」，爲動物死亡。

在長期演化下，動物器官的排列方式與五大作用，依地心引力在身體從下往上以固體、液體、氣體等不同密度方式重疊排列[4]。在呼吸作用方面，一次吸氣及吐氣就顯現一次宇宙循環的過程，吸氣爲宇宙形成順序，吐氣則爲瓦解順序：

一、動物吸氣的「成、住」現象。吸氣爲腦部及內分泌系統產生念頭「空」作用，鼻子將氣往內吸入，往下沿氣管帶入肺部等呼吸系統，產生「風」作用，由「風」息帶動心臟所需氧氣，運作產生熱能，爲「火」作用；再往下到腎臟、膀胱等泌尿系統，爲「水」作用；再到排泄系統等，爲「地」作用。

二、動物吐氣的「壞、空」現象。吐氣爲沿著身體最底下的「地」（排泄系統）往上至

「水」（泌尿系統），往上至「火」（心血管系統），往上至「風」（呼吸系統），再往上至「空」（大腦及內分泌系統），由下往上將氣息往外吐出。

宇宙五大性質演化爲動物的**覺知**方面，因產生自我意識而在長期演化中出現五種器官及感覺作用：由「地」產生皮膚及觸覺，由「水」產生舌頭及味覺，由「火」產生鼻及嗅覺，由「風」產生耳及聽覺，由「空」產生眼及視覺，作爲個人內在心識與外在宇宙連結及互動的媒介。

宇宙五大性質演化爲動物的**思考**方面，「地」具有凝結記憶成爲神經元等資料庫的能力；「水」具有所有訊息之流動、歸納、匯集的能力；「火」能進行演繹、增廣的能力；「風」具有一切創造、變動的能力；「空」能產生一切以自我爲主、我執的能力，上述也是意識的基本性質。

還原習氣的本來面貌

上述意識的基本性質加上我執，便會形成習氣的特性。習氣源自原始光明心性（原始光明風心），原始心對原本駕馭的原始氣（極微細的原始風）產生混淆（無明），誤以爲是外在對境，從圓滿狀態誤認爲有所缺並出現執著，無法統合，產生不穩定而追求所缺。因原始心追求原始氣（風）產生貪；因追求不到產生嗔；因等待日後可能而產生痴；因比較他者爲優而產生慢；因比較他者爲劣而產生嫉等根本特性，又因逐漸習慣變成五種習氣。

這個自我意識的根本執著，與累世各因緣及外在宇宙五大運行間出現呼應及關聯，在時機成熟時便投入產生軀體，再以上述論及的各種層次於「緣起」的動態結構中，更強化了習氣作用，掩蓋了原始光明心性[5]。

宇宙從起源迄今，從來沒有只爲自己而運轉。原本宇宙只有五種元素特性，並沒有五種我執的特性，因此透過修持方法，這些我執習氣便能轉爲大圓鏡智、妙觀察智、法界體性智、平等性智、成所作智等五種智慧氣。

對於原始光明心性而言，原始光明心都只是參與而未曾改變，是因爲不知道而讓心帶動原始氣，且毫無止境地變動。你只要靜靜望著原始氣，觀察其變化，便可了解原始氣的擾動是來自於外面的各種緣起，隨著因緣幻境跟著動搖。然而，原始光明心因爲圓滿無缺，因爲永恆，故爲性空，原始光明心性其並非空無一物，而是能生萬物。

就如同我們閉上眼睛時，雙眼的黑色屏幕中會出現各式各樣的色光與色形，其中包括：「能產生」光與形的能力爲欲界天的本質；「被產生」出光與形的樣子爲色界天的本質，「能產生」的能力及「被產生」的形色都來自永恆不變的原始光明心性，也就是「色即是空」「空即是色」等「空色合一」。而無論是眼、耳、鼻、舌、身等，都是空色、空音、空香、空味、空觸。

讓自己的演化朝永恆不朽前進

另一個神聖偉大的力量起源於同一個最高本體，但並未產生個人我執的作用力量，而是見到我執眾生及其永無止境的痛苦及追求時，而能感知這些痛苦，因強烈的大悲心產生氣的擾動，因發願的強烈力量，化爲我執眾生需要的各種形象，前來教導與解救他們。

最高本體本身是一個無邊際的「神聖光譜」，也是世間具有各種名稱的「神的國度」。體性屬於絕對的空性（透明或黑色），原本圓滿無缺，但爲了幫助眾生，產生具有一切光明的力量（白光），依照眾生的不同需求而分出各種光體與形象（彩色光），讓眾生可以辨認，以便解救他們。空性的體性爲法身（透明或黑色），明的力量爲報身（白光），顯現一切形象爲化身（彩色光）。也就是說，各種彩色光（化身）融合在一起，會變成白光（報身），而白光的體性卻是透明（或黑色，法身）。

我們的原始光明心性也是從最高本體而來，所以也如上述，**心性如光的體性一樣是「空性」（透明或黑色），卻具有產生各種念頭「明」的力量（白光），並能顯出各種念頭、思緒、思想等（七彩色光）。**

所以，我們不用怕黑（或透明），因爲黑（或透明）表示宇宙萬物消融於此，也代表宇宙一切的起源及能生所有萬物，所以黑（或透明）具有無限權力，光的明亮也是從此而來。

你就是光，光就是你；你就是宇宙，宇宙就是你；你就是本尊，本尊就是你。我們的永恆性空是一樣的，不一樣的是累世的緣起。

光隱藏著我們原始光明心性的特性，透過光及對於光的冥想及呼吸，開啓一切大圓滿光明的智慧之門。

後記：完成本文後，台北市天空恰巧出現一道巨大又美麗的七色大彩虹（二〇一二年十二月二十六日下午二點十分），與上述的「光」及本書「光瑜伽」有關，作爲吉祥如意徵兆。

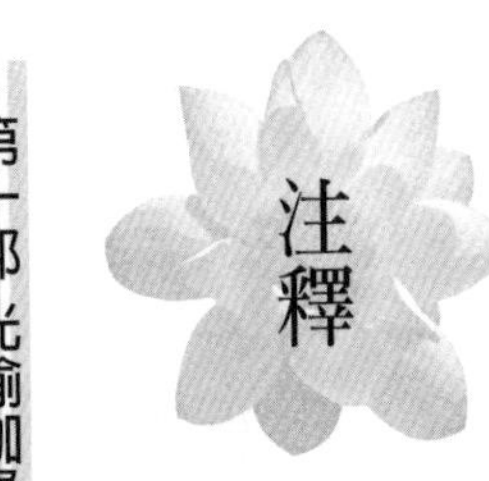

注釋

第一部 光瑜伽緣起

北印度奇幻旅程

1 與大寶法王第二次見面是在二〇〇九年印度的上密院。在法王個人的貴賓室內，只有我倆一對一密談一件重要事情。他的中文非常好，也看得懂中文，除了談論那件事，他還問我在台灣是建築師，有沒有研究風水？我說略懂一點，他說他最近正在研究建築與風水。我從貴賓室出來詢問喇嘛之後，才知道他正準備興建自己的宮殿，且據說幫他設計的是一位出家的台灣建築師。

2 因爲我們先到達菩提樹下金剛座聖地，過幾天才跨越到尼羅禪河對岸，抵達佛陀悟道前苦行六年的聖地，這才驚覺當時佛陀實修苦行，因爲過於勞累而性命垂危，被牧羊女救起、餵食乳糜之後，逐漸有了精神。數月後，先用尼羅禪河河水洗淨身體及布衣，並用小刀剃髮、梳洗頭髮之後，才走到對岸菩提樹下金剛座禪定悟道，獲證佛果。

3 我當時在夢境中並未想到，事隔多日後，我才驚覺，當時在正覺塔內面對佛像、祈請佛陀示現尊容時，的確並未講清楚是希望見到佛陀成佛前或成佛後的樣子，因此再次覺得不可思議。佛陀示現時應該是正在悟道之際，之後才轉爲成佛的境相。

4 數年後，我才逐漸了悟這就是佛陀的大圓滿教法，因爲黑色明點爲「法身」，外圍一圈和能發散的力量為「報身」，其所形成的形形色色、層層疊疊畫面為「化身」。此外，黑色明點也可解釋為「空性」或「智慧」，而累世經驗產生的各種形形色色為「緣起」或「方便」。

天空壇城徵兆

1 舊教譯「九乘」，分為上、中、下不同根器的教法，每類又分為上、中、下三小類，共計有九乘。而大圓滿法教位於上根類，又分瑪哈、阿怒、阿帝瑜伽三類，其中阿帝瑜伽為上上類，故為「九乘之頂」。修持阿帝瑜伽中「透嘎」（譯音）的「頓超」法教，有所成就之驗相凝視天空時，才能見「金剛鏈」。

2 白雲出現為彩色雲及藍天出現一條條彩色光的情形，依照我的經驗，國內外各地都會出現，不會因地點而有所不同，但是每次出現的景象都不相同。

喜悅的啟示

1 指一切宇宙萬物都是隨著各種動力而緣起緣滅，各種不同因素在不同的時空都會產生變化。

實踐光瑜伽生活

1 我想要提出的是瑜伽的精神，而不是其宗教相關的信仰、儀軌或戒律。因為印度瑜伽與印度宗教相互結合，我們並不想要有過多與宗教相關的教義與儀式，而失去瑜伽原本的意義與功能。其實我提出的精神是一種「自我統合」的理論，只是運用「瑜伽」一詞比較容易推廣。

第二部 光瑜伽

光瑜伽六部功法

1 四生為卵、濕、胎、化等四種生命型態，詳《金剛經》。另《涅槃經》亦有：「凡夫眾生有四種生處，卵、濕、胎、化是也。」

2 在各種瑜伽法之中，多半都非常強調以「呼吸法」配合「觀修法」的方式進行，而且愈是高級的課程，愈重視冥想觀修課程。

太陽瑜伽

1 也就是無量光（光芒多到無法計算）與自身融合的冥想瑜伽。

空氣瑜伽

1 一般人的五根爲「眼、耳、鼻、舌、身」，但是佛教認爲「根」也是能生一切善法的基本，所以五根爲「信根、勤根、念根、定根、慧根」，用以作爲修持的根基，對於佛法在心性中往下扎根、往上茁壯。

2 五蘊爲「色、受、想、行、識」。在其中，色爲質礙及由地、水、火、風等四大種所成；受爲感受及領受，包括苦、樂、捨等三受；想爲想像，在善惡憎愛等境界取種種相及作種種想；行就是行爲造作，以妄念行動所造各種善業及惡業；識爲了解及辨別之意，對所緣對境產生分別。

3 五塵爲「色、聲、香、味、觸」，由五欲所成。五欲爲五根執取的力量，也就是眼睛想看形成色；耳朵想聽形成聲；鼻子想聞形成香；舌頭想吃形成味；身體想用形成觸等。

4 補充說明，某些教法對左、右兩脈代表父精母血的說法正好與此相反，認爲因爲男女有別，所以男女其左、右兩脈的位置是相反分布。左右脈如果用現在西方科學的說法，許多功能就如同聯繫我們身體亢奮及平靜的交感神經及副交感神經。

5 其實還包括其他脈輪，全身具有五輪、七輪、九輪、十一輪等，甚至更多之說，但是此處重點僅藉此說明脈輪的生成過程，詳細內容還可以參閱其他相關文獻資料，例如：邱陵（2005）。藏密脈氣明點觀修。

台北：新智。

6 有關脈瓣數量及形狀，像是頂輪爲32瓣（往下彎）、喉輪16瓣（往上彎）、心輪8瓣（往下彎）、臍輪64瓣（往上彎）、密輪32瓣（往下彎）等，可參閱邱陵（2005）。藏密脈氣明點觀修。台北：新智。第20至21頁。

7 除了身體具有這個特性，我們的臉也有這種特徵，像是：雙眼（及雙耳）與嘴巴合爲倒三角形，眼睛（及耳朵）兩點爲現在（因爲眼觀四面、耳聽八方，用以處理當下事物），嘴巴（及下方的喉輪）用以進食及說話，屬於過去及未來的性質。而兩個鼻孔及眉心輪合爲正三角形，兩個鼻孔因爲呼吸的吐納、氣息的進出，故爲過去及未來的特性，眉心輪爲專注於當下處理任何事物，故爲現在的性質。

8 此外，另有許多極高的修行法門，也出現近似六芒星的坐姿，例如：大圓滿教法中的「任運」（頓超）教法中用來證悟報身的仙人坐姿，或是某種拙火瑜伽的坐姿等。

9 全身具有七萬兩千脈是一種傳法的說法，其實全身脈線的數量超過這些，七萬兩千脈的估算爲其中一萬八千脈爲有關「貪」的性質、一萬八千脈爲「嗔」的性質、一萬八千脈爲「痴」的性質，另外的一萬八千脈爲「貪、嗔、痴」三者的性質，合爲七萬兩千脈。

10 或稱爲橫膈膜呼吸法或下肺部呼吸法，爲吸氣時腹部漲大（氣息下壓至腹部橫膈膜），氣息從鼻孔而入，壓下至臍下四指之臍輪處或海底輪處，氣息再往上至眉心輪及頂輪，再由兩邊鼻孔呼出。

11 在印度及西藏等地皆有不同的觀想及修持法，且兩者對於中脈的說法也不盡相同。例如印度瑜伽的靈蛇爲「亢達里尼」（也是拙火的另一個稱呼）從海底輪往上升，而藏傳的拙火則是在臍輪點燃往上升。有興趣者可另覓合適之處學習。

12 鼠蹊部爲腹部與兩大腿交接處，身體左邊及右邊與大腿交接處各有一個凹槽爲腹部股溝。

13 在藏傳佛教對於拙火的觀修，在臍輪上有一個短阿的種子字，在頂輪也有一種子字倒立的沆字等，但是各門各派的觀修方式不盡相同，在此皆以觀修光點（明點）爲主。

14 其徵兆爲：「白顯現」是因其已遠離「八十性妄」及其所乘之粗風，心境如同充滿月光般的白色澄明光輝，故爲白顯現；「紅增上」是接著白顯現後，心境出現如同充滿日光般的淡紅色光亮；「黑近得」爲接著紅增上之後，心境如同進入遍滿漆黑暗冥，猶如秋夜澄淨的清淨虛空。在「白顯、紅增、黑近得」之後，將現起原始光明心性及其駕馭的最細根本風，爲俱生根本光明的風心。

15 有關投胎轉世輪迴的現象，可自行參閱《中陰聞教得度》等書籍，皆有深刻描述。

當下瑜伽

1 其實就連身體本身，也是業力因果的產物，沒有業力因果關係，就不會有身體對象的出現。即使轉世菩薩具有身體，也只能度化與他生命歷程中有緣（有業力因果）的眾生，時間一到，還是會回到其他地方，因爲菩薩的肉身就是業力因果的產物。

2 需要留意的是，大部分的人做善事，還是喜歡回報；然而，回報其實還是一種對境，當你渴望又無法獲得時，就產生另一種做好事卻沒有得好報的痛苦。

空色瑜伽

1 龍樹菩薩所著《般若波羅蜜多心經》（唐朝玄奘法師譯）相當重要，登載全文如下：「觀自在菩薩，行深般若波羅蜜多時，照見五蘊皆空，度一切苦厄。舍利子，色不異空，空不異色，色即是空，空即是色，受想行識，亦復如是。舍利子，是諸法空相，不生不滅，不垢不淨，不增不減，是故空中無色，無受想行識，無眼耳鼻舌身意，無色聲香味觸法，無眼界乃至無意識界，無無明亦無無明盡，乃至無老死亦無老死盡，無苦集滅道，無智亦無得，以無所得故，菩提薩埵，依般若波羅蜜多故，心無罣礙，無罣礙故，無有恐怖，遠離顛倒夢想，究竟涅槃。三世諸佛依般若波羅蜜多故，得阿耨多羅三藐三菩提，故知般若波羅蜜多，是大神咒，是大明咒，是無上咒，是無等等咒，能除一切苦，眞實不虛。故說般若波羅蜜多咒，即說咒曰：揭諦，揭諦，波羅揭諦，波羅僧揭諦，菩提娑婆訶。」

第三部　光壇城

療癒心靈的光壇城

1 內心在尚未圓滿一切、還是呈現出自己的習氣之時，其實也還是「光之壇城」，只是我們無法明晰辨認出來而已。當你察覺之際，清淨的「光之壇城」也將同時顯現。

習氣之輪

1 有些外在力量因爲擴大我執之故，也會幫助其所認識的人，像是自己的後代子孫、親朋好友等。可是因爲自己過去習慣接受他人的習氣所致，有很多反而是轉向子孫或親朋好友等有所需求，例如以負面能量靠近有緣人、托夢、祖墳影響後代運途等等，然而這在佛法上稱爲「冤親債主」，也就是要的比給的多，或是有很多的交換條件。

時間之輪

1 食物送入嘴中，屬於固體或液體，經由食道進入胃部，處理成爲液體並加以吸收，身體無法吸收的殘渣逐漸成爲固體。此外，由於我們的身體如同地球的環境，大部分是液體所構成，而且氣體由液體承載，液體輪送而活化固體。

2 此處與中醫所說的五行相生相剋之原理大不相同，中醫在五行中：肺屬金、肝屬木、腎臟屬水、心屬於火、脾屬土；養肺生腎爲金生水、養腎生肝爲水生木、養肝生心爲木生火、養心生脾爲火生土、養脾生肺爲土生金等基本循環相生之概念。此處主要是以呼吸法的器官位置及其相關功能形成的系統爲主。

3 在此「母體」只是代名詞，還有各種名稱，如法界、淨土、天堂、壇城、香格里拉、極樂世界等，但這些地方還是不盡相同。

4 「身壇城」就是將自己的身體觀想成一座清淨的宇宙淨土之意。在此，僅以「方便」的簡易觀想，希望更多人能獲得更高的「智慧」。若讀者對這些觀想方法有興趣，建議進一步尋求更細膩的法教，例如：時輪金剛、勝樂金剛、密集金剛、大威德金剛、喜金剛等無上密的教法，這些法教將有相當細膩的觀想及修持方式。

5 某些教法認爲在脊椎的前方是中脈的位置，也有其他不同的說法。但重點還是在方便觀想，在此爲方便讀者，便將中脈及左右兩脈的位置放在脊椎中央，此三脈同時構成須彌山。

6 須彌山頂部左右二脈沿著頂輪下彎至雙眼、再從兩邊鼻孔出去，底部的左右二脈從密處出去，左右雙眼又代表太陽及月亮。而中脈爲筆直沒有彎曲，上方至頂輪位置、下方至臍輪位置（也有人認爲筆直往下至海底輪）。

7 脈結在須彌山中的數量有不同的說法，包括：三輪、五輪、七輪、九輪或十一輪，甚至更多，在此僅讓讀者方便觀想爲主。

8 脈結的形狀，可以簡單地說，將它們觀想爲具有色光的蓮花形狀，至於每一朵蓮花的花瓣（脈瓣）數量，又是各教派各有說法。數量關係著我們對於脈瓣觀察的程度，以及當時說法上的需要，數量便有所不同。此處只是爲了讓讀著方便觀想，以發出色光的蓮花來淨化自己的脈輪，遠比一直注意脈瓣數量是否清晰更爲重要。

9 在此心輪爲藍色（中）、頂輪爲白色（東），但在某些教法的心輪爲白色（中）及頂輪爲藍色（東），兩者對調。其實兩者皆可，任何觀修都只是爲了方便調整心性。

10 若想要用印度教的脈輪觀修與宇宙五大元素之關係亦可，但如果你覺得脈輪掌管的五大元素與某些器官功能的差距較大，可以嘗試以器官功能與五大元素連結，也就是本法。不過，最主要的是注意自己的呼吸循環，一次吸氣與吐氣便是一次宇宙生成及瓦解的過程。

神聖之輪

1 即使你的「願望之輪」短時間內沒有達成，必定有其無法達成的因素。所以，我們應該去觀察願望之輪給你的正向啟示與意義，對你的人生將有更大的幫助。

2 可進一步參閱：林孝宗（2004）。探索人體的內層結構。桃園中壢：自發功研究室。

光壇城符號及神聖光譜

1 宇宙最高本體是所有宗教不同稱呼中，最高源頭的所有格代名詞。在不同的法教派別之中，都分別賦予祂不同的尊稱、明相等，但是原本是同一個來源，卻在不同的教派傳統及文化中，區分出我的或你的差異，並經常以我的爲最高來排斥你的。爲避免名稱所產生的認知差異，在此僅以宇宙中最高本體來指稱。

2 有興趣者可詳閱李嗣涔、鄭美玲著（2000）。難以置信—科學家探尋神祕信息場。台北：張老師文化。

第四部 宇宙實相

命運是生物體在宇宙的移動軌跡

1 從物理學角度，距離等於時間乘以速度，在具有距離的宇宙空間中，速度最快的是光速，所以我們經常以「光年」這個單位稱呼各個星球之間的距離。

2 宇宙中的許多黑洞，似乎是以反向的「地、水、火、風」方式消融於附近的星球：吞食一個星球前，此星球從「地」的特質開始瓦解，產生流動的「水」特質及「火」的爆炸，並同時出現「風」的輻射特性，被吸入黑洞之中，而黑洞與黑洞又相吸到整個宇宙爲「空」。

心性的一元性及二元對立

1 大部分的一神論宗教少有轉世的教義，不會再次取得肉身。身體的犧牲是一種終極的犧牲，需要終極的信心與勇氣，一般信徒無法做到。

2 請參閱，韋伯（2007）。基督新教倫理與資本主義精神。台北：遠流出版事業股份有限公司。

生命的起源

1 在五蘊中，識蘊爲由識產生及辨別所緣取的對境；行蘊爲由意念而行動去造種種善惡業；想蘊爲進一步的想像，在自己意識所造的善惡憎愛等境界中，取各種相，作各種想；受蘊爲透過境相產生感受，包括：苦、樂、捨等；色蘊爲更進一步產生具體堅固，爲結合風、火、水、地的力量而成。前面四個爲精神層次，最後一個色蘊爲物質層次。

2 生命體死亡的過程，可參閱：索甲仁波切（鄭振煌譯）（1998）。西藏生死書。台北：張老師文化。

3 父精及母血與自我意識脫離肉體的過程，稱爲「紅增、白顯、黑近得」。

圓滿的心

1 這些神經元的記憶是暫時的，因爲這些大腦記憶體所儲存的此生資料庫，在脫離身體時已經沒有神經元相隨，而我們只有圓滿的心，因爲過去不知道，所以，一直沒有被自己發現。

2 能量氣場國度概括稱爲法界，也被稱爲淨土、天堂、神的國度等，同一個淨土當然有等級之分，但區分的是眾生自己。此外，法界與淨土的關係的不同，在於法界尚未被具體化論述，故給一個概括性的用語，但具有渾沌的力量；淨土等已經被加以說明而形成論述力量，具有特定力量。如同一個人本身就具有力量，叫他的名字賦予他意義，他的目標更清楚、行動更明確，但他的力量還是來自自己本身具有的力量。

3 金剛界爲對應「胎藏界」而生，胎藏界爲佛陀所說以我執及三毒形成的六道輪迴眾生，金剛界則爲三毒淨化的習氣所轉成的各種菩薩體系。

附錄：對當今科學的考察及反思

當前的科學標準

1 例如中國的風水、八字、紫微斗數等，過去都屬於當時社會認爲的「科學」，故而影響中國傳統社會甚鉅，就連儒家學說表面上「子不語怪力亂神」，一方面破除這些，但在另一方面，這些儒者在爲官之時，所興建的城牆、房宅、上任時間等，卻也默默在運用這些理論概念。此外，就連目前流行的星座論命在過去也是科學。印度有個天文公園，內設有二十四座星座觀測儀，其中十二座爲南半球時間、十二座爲北半球時間。當時要在王子出生時計算其星座，因爲王子有朝一日會繼任爲國王，所以由王子出生的時間就能推斷出國家的未來運勢。十二星座命盤在現在，以西方觀點是迷信，但在當時卻是科學，可見科學的標準是一個「社會」標準。隨著社會的演變，科學標準將有所不同。

光瑜伽的演化論

1 在光合作用利用陽光「火」將「風」（二氧化碳）結合爲「水」，將體內的無機物轉爲有機物（葡萄糖）的「地」特質，並釋出「風」（氧）及「水」；另由呼吸作用將外面的「風」（氧）吸入體內，讓有機物產生「火」特性的能量，以供植物存活需要。

2 例如吸入更多的氧氣，能幫助身體燃燒、產生熱量的現象。

3 例如多曬太陽有助於吸收維他命D，能幫助長高的現象。此外，陽光本身已包含人所需要的許多養分，還有陽光照耀大地、孕育許多植物，都供給了人類的需要，或請參閱：楊定一（2012）。眞原醫：21世紀最完整的預防醫學。台北：天下。

4 五大在身體的排列方式，例如：「地」爲直腸等相關固體排泄系統；「水」爲膀胱、腎臟等相關泌尿系統；「火」爲心臟等心血管系統及其他處理血液或熱氣相關器官；「風」爲肺、鼻及喉嚨氣息出入等呼吸系統；「空」爲腦部及內分泌系統等系統，詳見本書其他章節。

5 習氣在腦部的運作，會習慣性運用某區塊的神經元，以及用特定方式串連各神經元（習氣的神經迴路），甚至快速到成爲反射動作；唯有靜心，否則不易覺察。我們的身心運動方式，是由原始心擾動風，風產生化學元素帶動神經，神經帶動筋，筋帶動肉，肉帶動骨頭，而產生行爲，進行造業。

The Eurasian Publishing Group
圓神出版事業機構
用心與你對話・視野無限寬廣
方智出版社
Fine Press

http://www.booklife.com.tw

inquiries@mail.eurasian.com.tw

方智好讀 037

光瑜珈——生命智慧光療法

作　　者／廖世璋
發 行 人／簡志忠
出 版 者／方智出版社股份有限公司
地　　址／台北市南京東路四段50號6樓之1
電　　話／（02）2579-6600・2579-8800・2570-3939
傳　　真／（02）2579-0338・2577-3220・2570-3636
郵撥帳號／13633081　方智出版社股份有限公司
總 編 輯／陳秋月
主　　編／賴良珠
責任編輯／溫芳蘭
美術編輯／李　寧・劉鳳剛
行銷企畫／吳幸芳・簡　琳
印務統籌／林永潔
監　　印／高榮祥
校　　對／賴良珠
排　　版／莊寶鈴
經 銷 商／叩應股份有限公司
法律顧問／圓神出版事業機構法律顧問　蕭雄淋律師
印　　刷／祥峰印刷廠
2013年7月　初版

定價 270 元

ISBN 978-986-175-316-4

◎本書如有缺頁、破損、裝訂錯誤，請寄回本公司調換

Printed in Taiwan

你本來就應該得到生命所必須給你的一切美好！
祕密，就是過去、現在和未來的一切解答。

——《The Secret 祕密》

國家圖書館出版品預行編目資料

光瑜伽：生命智慧光療法/廖世璋著. -- 初版. -- 臺北市：方智, 2013.07
272 面；14.8×20.8公分 --（方智好讀；37）

ISBN 978-986-175-316-4（平裝）
1.瑜伽 2.心靈療法
411.15 102009553